D0816756

Cómo fortalecer los huesos

WITHDRAWN

Dra. JOAN BASSEY Y SUSIE DINAN

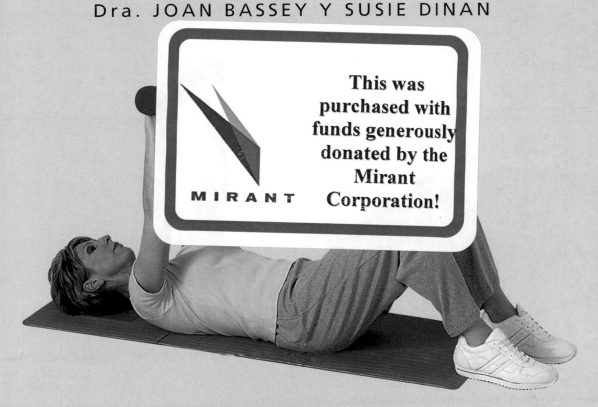

This was purchased with funds generously donated by the Mirant Corporation!

MIRANT

CONTRA COSTA COUNTY LIBRARY

MENS SANA

3 1901 03404 5502

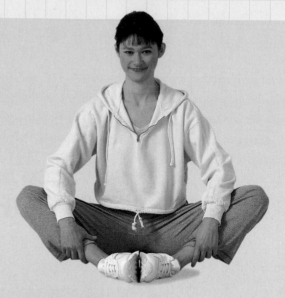

Cómo fortalecer los huesos
Título original: *Strong Bones*
Primera edición: marzo 2002
Traducido del original de Carroll & Brown Ltd.
20 Lonsdale Road, Queen's Park, Londres NW6 6RD

Copyright del texto © E. Joan Bassey y Susie Dinan, 2001
Copyright de las ilustraciones y la coordinación © Carroll & Brown Limited 2001

Mens Sana es una marca registrada de Parramón Ediciones, S. A.

Copyright © para la edición española Parramón Ediciones, S. A., 2002
Gran Via de les Corts Catalanes, 322-324
08004 Barcelona

Traducción: Martí Mas

ISBN: 84-342-3030-5

Depósito Legal: B-8.926-2002

Impreso y encuadernado por Bookprint, S. L., Barcelona, España

Prohibida la reproducción total o parcial de esta obra mediante cualquier recurso o procedimiento, comprendidos
la impresión, la reprografía, el microfilm, el tratamiento informático o cualquier otro sistema, sin permiso de la editorial.

Advertencia:
Las autoras han puesto todo el empeño en garantizar que este libro contenga los criterios científicos actuales sobre
el uso del ejercicio físico para reducir el riesgo de fracturas osteoporóticas en mujeres sanas. Si bien las recomendaciones
incluidas son apropiadas en la mayoría de los casos, y no revisten riesgo alguno si se siguen al pie de la letra, éstas
no pretenden sustituir los consejos de un médico. Ni las autoras ni la editorial se responsabilizan de cualesquiera
perjuicios, lesiones o daños supuestamente originados por cualquier información o sugerencia de este libro.

Créditos de las fotografías
5 (derecha) Prof. P. Motta/Departamento de Anatomía/Universidad La Sapienza, Roma/ SPL, 54 Getty Images Stone, 60
Getty Images Stone, 62 Thomas Hart Shelby/Retna, 83 Telegraph Colour Library, 87 Getty Images Stone.

Sumario

Prólogo

Cómo utilizar este libro

Una vez haya leído la introducción y haya descubierto la importancia del ejercicio físico para la fortaleza ósea, pase al capítulo «Preparación» (véase pág. 18) y responda a los cuestionarios del final del libro, que le ayudarán a determinar cuáles son los ejercicios más adecuados para usted.

A continuación, empiece con el programa de ejercicios para practicar en casa que se presentan descritos paso a paso. El último capítulo, «Actividades para la vida cotidiana», trata sobre ejercicios y actividades de otro tipo que puede incorporar sin riesgo alguno a su estilo de vida para complementar su programa de fortalecimiento óseo.

Este libro está concebido para ayudar a las mujeres sanas a adoptar un estilo de vida que optimice su fortaleza ósea con el fin de reducir el riesgo de osteoporosis, es decir, la debilitación de los huesos. La obra se centra concretamente en actividades que promueven la fortaleza ósea y reducen el riesgo de fracturas.

Estos ejercicios no están pensados para hacerle perder peso (algo que, de todos modos, puede no ser una mala idea para sus huesos), pero mejorarán su fuerza muscular y estilizarán su figura. Asimismo, harán que se sienta más segura de usted misma, ya que su mayor fuerza le permitirá ejecutar más fácilmente muchas tareas y actividades físicas.

La doctora Joan Bassey y Susie Dinan asesoran a la Sociedad Nacional de Osteoporosis (SNO) del Reino Unido acerca de los efectos del ejercicio físico sobre la salud ósea desde los inicios de esta entidad benéfica, a finales de los años 80. Joan y Susie han tenido un papel clave en la reciente edición de dos publicaciones de la SNO con consejos dirigidos a quienes deseen hacer ejercicio para prevenir y tratar la osteoporosis. *Cómo fortalecer los huesos* ofrece a la lectora información más detallada sobre el papel del ejercicio físico y le ofrece un valioso asesoramiento experto para diseñar su propio programa de ejercicios de acuerdo con sus posibilidades. Los ejercicios explicados en el libro son fáciles de dominar y en su mayor parte pueden realizarse en casa.

La SNO agradece a Joan y Susie su apoyo incondicional a nuestra entidad y a nuestra campaña para mejorar la prevención y el tratamiento de la osteoporosis.

Linda Edwards
Directora de la Sociedad Nacional de Osteoporosis
del Reino Unido

¿Qué es la osteoporosis?

La osteoporosis empezó a ser reconocida como un problema que merecía la atención de la investigación médica y que requería un tratamiento alrededor de 1980. Una de cada tres mujeres padece osteoporosis, una afección que provoca que los huesos se rompan con facilidad a causa de la fragilidad del esqueleto.

La osteoporosis relacionada con la edad es el resultado de una pérdida gradual de mineral óseo y no es una enfermedad provocada por una infección. Con la pérdida de mineral óseo, los huesos no se encogen de manera uniforme, sino que se vuelven frágiles y porosos. «Osteoporosis» significa precisamente «porosidad de los huesos».

A partir de la mediana edad, el esqueleto pierde lentamente mincral óseo. Si esta pérdida ósea se da conjuntamente con una densidad mineral ósea (DMO) inferior a la normal antes de la menopausia, la probabilidad de sufrir fracturas osteoporóticas aumenta con el paso de los años. Sin embargo, es posible detener esa pérdida mediante ejercicios que estimulen la formación ósea y mejoren la DMO. Nunca es demasiado tarde para tomar medidas dirigidas a reducir el riesgo de fracturas, consistentes en incorporar a la actividad cotidiana un ejercicio físico regular de baja intensidad y una dieta que beneficie a los huesos.

Una afección silenciosa

Desgraciadamente, el primer síntoma de esta afección suele ser una fractura. Las fracturas osteoporóticas pueden producirse muy fácilmente: intentar cambiar de marcha en el automóvil con la palanca atascada puede ser suficiente para romper un hueso frágil.

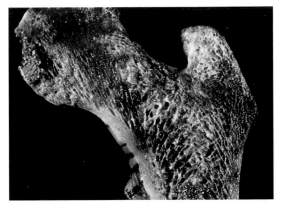

La estructura del hueso *En esta sección transversal de la parte superior de un fémur sano observamos la capa sólida exterior y la estructura esponjosa del interior.*

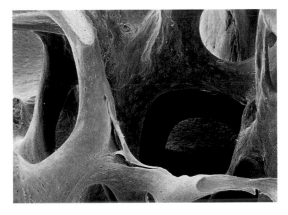

Aquí vemos la estructura esponjosa ampliada. Si el hueso padece osteoporosis, las paredes de las celdas pierden grosor y el hueso se vuelve poroso y frágil.

Cómo funcionan los huesos

Los huesos que forman nuestro esqueleto están formados de un tejido vivo que se renueva constantemente a lo largo de la vida. Para que pueda hacerlo de forma eficaz y se mantenga fuerte, el esqueleto requiere un estímulo regular en forma de actividad física.

Los huesos están compuestos de calcio, un mineral que les da su dureza y blancura. El calcio está contenido en una red proteica de colágeno, una sustancia cartilaginosa que da al hueso una ligera flexibilidad. El tejido óseo no es totalmente sólido, sino que forma una estructura esponjosa recubierta por una capa sólida. Este diseño eficiente optimiza la fortaleza sin requerir un peso excesivo.

La estructura esponjosa del hueso proporciona una enorme superficie rellena de células óseas. Estas células renuevan la sustancia ósea en un ciclo sistemático de descomposición y reconstrucción denominado «regeneración ósea». Este proceso garantiza la reparación de las pequeñas fracturas y el mantenimiento de la fortaleza ósea. La reconstrucción permite al hueso aumentar su fortaleza en respuesta a una mayor carga soportada, o disminuirla si la carga se reduce.

Aspectos clave

★ De no usarse regularmente, los huesos se deterioran, al igual que los músculos inactivos.

★ El esqueleto es una estructura de soporte viva, que responde ante cargas exigentes.

★ La carga normal del esqueleto es la tracción de los músculos que actúan sobre los huesos y la fuerza de la gravedad sobre el peso corporal. (Los astronautas que viven en un entorno sin gravedad pierden densidad ósea.)

★ Los huesos necesitan varias cargas breves y frecuentes a diario para mantener su fortaleza.

★ Los huesos deben cargarse un poco más de lo habitual para mejorar su fortaleza.

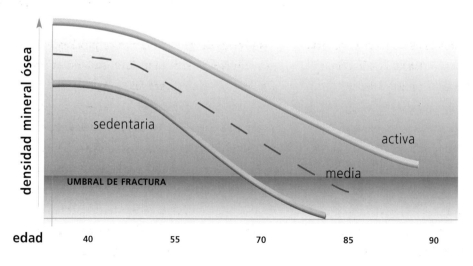

Cambios óseos durante la vida *La gráfica muestra el descenso de la densidad mineral ósea (DMO) con la edad. La línea del medio muestra la DMO de una mujer media a lo largo del tiempo, y las dos líneas exteriores muestran la DMO de una mujer activa y sedentaria, respectivamente.*

Cuando la DMO desciende por debajo del umbral de fractura (y aumenta la probabilidad de sufrir fracturas) se establece un diagnóstico de osteoporosis. La gráfica muestra que este hecho suele darse a una edad mucho más temprana en las mujeres sedentarias que en las activas.

Cómo cambian los huesos con la edad

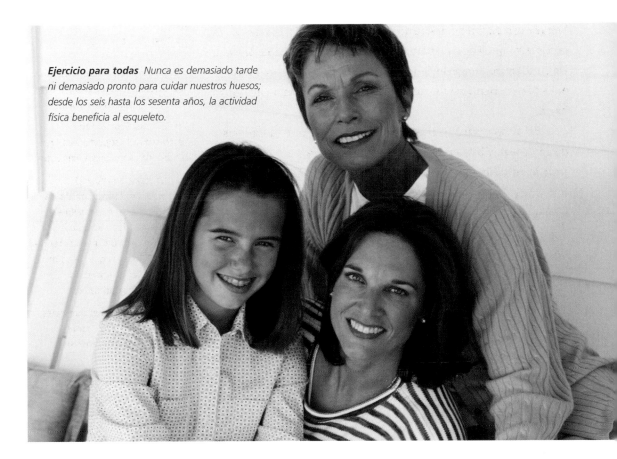

Ejercicio para todas Nunca es demasiado tarde ni demasiado pronto para cuidar nuestros huesos; desde los seis hasta los sesenta años, la actividad física beneficia al esqueleto.

Durante los primeros años de vida, el cuerpo acumula material óseo. Hasta la adolescencia, y durante la misma, los huesos crecen rápidamente. La mayor parte del esqueleto se completa al final de la adolescencia, y su consolidación se termina hacia los 30 años. Sin embargo, es posible conseguir mejoras en la DMO a partir de esta edad pasando de un estilo de vida sedentario a uno más activo.

Mientras que en algunas mujeres la pérdida ósea sufrida al envejecer es mínima, en otras puede ser muy acusada, sobre todo en los primeros años de la posmenopausia, a causa del descenso en los niveles de estrógeno que se produce tras el cese de la menstruación. El resultado es un una pérdida de mineral óseo durante los primeros años que puede llegar a ser del cinco por ciento anual. Afortunadamente, ésta se retarda posteriormente hasta llegar a un uno por ciento anual. Aun así, con el tiempo los huesos pueden volverse porosos hasta el punto de fracturarse muy fácilmente. Durante la posmenopausia, los niveles de estrógeno son bajos, y varían de una mujer a otra. Esta variación puede explicar hasta cierto punto por qué algunas mujeres son más propensas a padecer osteoporosis que otras.

¿Tiene usted algún riesgo?

Existen varios factores que aumentan el riesgo de padecer osteoporosis. Muchos son genéticos y no podemos hacer nada contra ellos, si bien es una ventaja conocerlos de antemano. Hay otros factores contra los que sí podemos actuar (véanse págs. 12-13). Nuestro estilo de vida es muy importante, y puede que tengamos que modificar algunos aspectos de nuestra vida para reducir las probabilidades de padecer osteoporosis. Si usted cree que tiene un riesgo especial, acuda a su médico para que le practique una absorciometría radiológica dual ósea (DXA) y, si es necesario, inicie un tratamiento para prevenir posibles fracturas. Los principales factores de riesgo que no podemos evitar son:

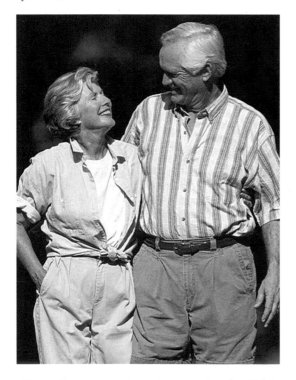

Diferencia entre sexos *Las mujeres son más vulnerables a la osteoporosis que los hombres porque sus huesos son más pequeños y su esqueleto no está protegido por la testosterona.*

Sexo

Las mujeres tienen un mayor riesgo que los hombres ya que sus huesos son más pequeños y tienen un menor contenido mineral. El estrógeno es importante para la salud ósea de las mujeres, y su nivel desciende tras la menopausia.

Antecedentes familiares

Si tiene usted parientes, especialmente su madre o una de sus abuelas, que han padecido osteoporosis, es muy probable que usted también la padezca.

Constitución

Las mujeres de constitución menuda tienen un riesgo mayor que las de más envergadura, ya que tienen los huesos más pequeños y una DMO inferior. Las mujeres altas y delgadas también son más vulnerables, puesto que tienen los extremos de la pelvis alargados y delgados. Es en este punto donde suelen producirse casi la mitad de las fracturas de cadera.

Menopausia prematura o histerectomía

Las mujeres que dejan de menstruar antes de los 45 años, o que han pasado por una histerectomía (extirpación de la matriz) antes de esa edad, tienen un riesgo mayor de desarrollar osteoporosis, incluso cuando no se les hayan extirpado los ovarios. Si se sigue una terapia hormonal sustitutiva (THS) tras la intervención, el riesgo de osteoporosis se reduce al reemplazarse el estrógeno, pero esta protección dura sólo mientras se sigue el tratamiento. Existen otros fármacos que evitan la pérdida ósea.

Grupo étnico

Por motivos genéticos, las mujeres de color de ascendencia africana tienen un riesgo de padecer una fractura osteoporótica un diez por ciento menor que las mujeres blancas de ascendencia caucásica. Las mujeres asiáticas se hallan en un punto medio.

Problemas de tiroides

En ocasiones, la glándula tiroides puede sobreexcitarse, acusando hiperactividad, o bien reducir en exceso su actividad, lo que provoca apatía. Es difícil ajustar el tratamiento para que los niveles hormonales sean exactamente los correctos. Un exceso de hormona tiroidea causa una cierta pérdida ósea.

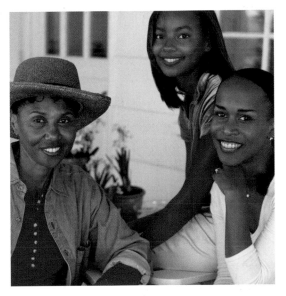

Factores familiares *Si algún miembro de su familia ha padecido osteoporosis, puede que usted tenga un mayor riesgo de padecerla.*

Tratamiento con esteroides

Existen varias enfermedades que se tratan o controlan con corticoesteroides, como la artritis reumatoide, la enfermedad de Crohn y el asma severo. Desgraciadamente, uno de sus efectos secundarios comunes es un debilitamiento del esqueleto.

Afecciones intestinales o renales

Las enfermedades que dificultan la absorción del calcio o que provocan su pérdida excesiva por la orina amenazan las reservas de este mineral y conllevan una pérdida ósea.

La píldora

El posible efecto de los contraceptivos orales sobre los huesos suscita cierta preocupación. Las píldoras anticonceptivas son una forma de THS destinada a modificar la pauta normal de la secreción hormonal que produce la ovulación y posibilita el embarazo. Contienen estrógeno e inhiben la producción natural de esta sustancia. Actualmente no existe ninguna prueba que vincule la toma de anticonceptivos orales con efectos a largo plazo sobre el esqueleto.

Antecedentes de trastornos alimentarios

En mujeres jóvenes, la ausencia de una dieta normal y equilibrada provoca una pérdida ósea acompañada por trastornos hormonales, pérdida de la menstruación y delgadez extrema. Por tanto, pueden darse diagnósticos de osteoporosis en mujeres jóvenes. Incluso tras la recuperación de la menstruación y del peso normal, puede que la DMO no recupere sus niveles anteriores. Es probable que esta pérdida ósea dure hasta la mediana edad, lo que conlleva un mayor riesgo de fracturas.

Los puntos débiles

Los huesos que tienen más probabilidades de fracturarse a causa de una osteoporosis son la muñeca, la columna y la cadera. Muchas de esas fracturas son provocadas por una caída, por lo que es importante controlar el equilibrio. Es posible vivir con unos huesos frágiles si se consigue evitar que sufran impactos importantes.

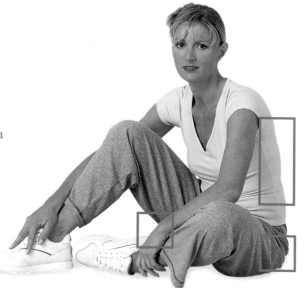

Comprender nuestro esqueleto Determinadas partes del esqueleto son más propensas a sufrir fracturas causadas por osteoporosis, a saber: las caderas, la columna y las muñecas.

Caderas

La fractura de cadera es un riesgo al que se enfrentan las mujeres de edad avanzada y que puede provocar un gran sufrimiento. Suele requerir el ingreso en un hospital y una importante intervención quirúrgica para unir los huesos fracturados. Aunque la intervención suele practicarse con éxito, muchas pacientes ya no vuelven a recuperar totalmente su movilidad e independencia.

Columna

Intentar abrir una ventana o una cerradura atascadas puede ser suficiente para causar una fractura vertebral en una columna osteoporótica. Algunos síntomas que indican una posible osteoporosis vertebral son la reducción de la estatura y el encorvamiento de la columna (la típica «joroba» de las ancianas). Actualmente no es posible reconstruir una vértebra hundida. Si se hunden varias, el encorvamiento de la columna puede provocar problemas de salud, como por ejemplo trastornos respiratorios causados por la reducción del espacio del que disponen los pulmones en el pecho.

Muñecas

La causa más frecuente de las fracturas de muñeca es el gesto de amortiguar el impacto de una caída con las manos. Una fractura de muñeca no reviste mucha gravedad, pero puede ser muy dolorosa. Además, puede que no se suelde en la posición correcta y cause una molestia duradera. La fractura de una muñeca indica una posible osteoporosis y nos advierte de la necesidad de tomar medidas para prevenir otras fracturas más graves.

No fume

Se ha demostrado que fumar aumenta el riesgo de fracturas de forma directamente proporcional al número de cigarrillos diarios. Si usted fuma, lo mejor que puede hacer para sus huesos es dejarlo. Su esqueleto se recuperará hasta cierto punto y su salud saldrá beneficiada en muchos aspectos. Asimismo, intente evitar ser una fumadora pasiva.

Prevención y tratamiento

Si se le ha diagnosticado una osteoporosis o cree que tiene un riesgo especialmente elevado, su médico puede recetarle varios fármacos. Los más usados son varias formas de THS, aunque se han desarrollado otros con unos efectos beneficiosos similares sobre el esqueleto. Usted y su médico deberán decidir cuál es la mejor opción en su caso. Puesto que uno de los principales causantes de la pérdida ósea es el descenso de los niveles de estrógeno tras la menopausia, el restablecimiento de esos niveles mediante la THS evita que la pérdida continúe. La THS puede asimismo aumentar la DMO al cabo de unos años, especialmente en la columna. Si bien la THS y otros tratamientos farmacológicos son útiles en mujeres posmenopáusicas, no son adecuados para todas las mujeres y pueden tener efectos secundarios.

La importancia del ejercicio

Tanto si decide seguir un tratamiento con fármacos como si no, puede mejorar su DMO y reducir su riesgo de sufrir fracturas modificando ciertos aspectos de su estilo de vida. Se ha constatado en varios estudios que las mujeres que hacen ejercicio con regularidad, además de seguir la THS, obtienen una mejora de su DMO más sustancial que las que sólo hacen ejercicio o solamente siguen la THS.

Mejorar la fortaleza ósea Se ha constatado que los ejercicios contenidos en este libro mejoran la DMO si se practican regularmente. Este ejercicio trabaja las caderas (véase pág. 50).

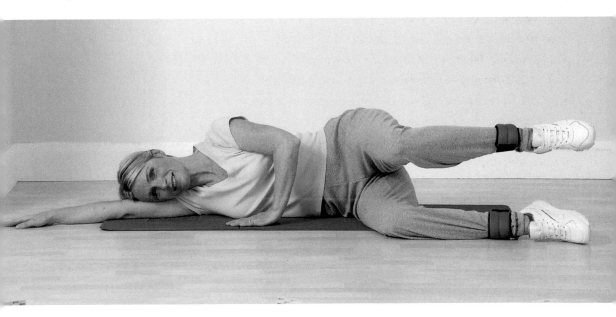

Reducir el riesgo

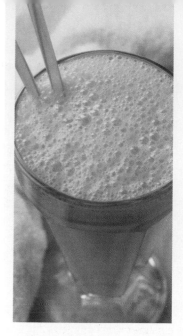

Se pueden tomar varias medidas para cuidar los huesos y llegar
a la menopausia con la mejor salud posible. Estas medidas
también ayudan a mantener la DMO tras la menopausia.

Alimente sus huesos

Puesto que el esqueleto está compuesto en gran parte por sales
de calcio, y ya que constituye una reserva de este mineral (que
también es esencial para el funcionamiento de los nervios y
dc los músculos), es importante contar con una ingesta diaria de
calcio suficiente. La cantidad recomendada por las autoridades
sanitarias es de 700 mg diarios, y puede obtenerse de medio litro
de leche desnatada. Si sigue usted una dieta equilibrada, no
necesita tomar suplementos de calcio. Sin embargo, si no puede
tomar productos lácteos o necesita tomar un suplemento por
otros motivos, elíjalo cuidadosamente: algunos contienen más
calcio que otros, por lo que deberá comparar las etiquetas de
varias marcas antes de comprar uno.

La vitamina D es esencial para la salud de los huesos
y para la absorción del calcio de los alimentos. Las cantidades
de vitamina D necesarias son pequeñas, y el cuerpo puede
acumular reservas que le duren unas semanas. Existen dos
fuentes de vitamina D: la dieta (véase derecha) y la exposición
al sol.

La piel puede producir vitamina D al recibir la luz
ultravioleta del sol. Se recomienda exponer el rostro y las manos
al sol estival en sesiones de media hora tres veces a la semana,
una exposición inferior a la que puede provocar quemaduras
o cáncer de piel.

En los inviernos septentrionales, el sol es demasiado débil
para ser eficaz, por lo que es esencial obtener suficiente calcio
a través de la dieta. Una ración de pescado blanco por semana
es suficiente. Si no le gusta el pescado y opta por tomar un
suplemento, no supere la dosis recomendada, ya que un exceso
resulta tóxico.

Asimismo, es necesario ingerir fruta fresca y hortalizas
en abundancia, que contengan otros minerales y vitaminas
esenciales para la salud ósea.

Fuentes de calcio y vitamina D

Calcio Los alimentos más ricos
en calcio son la leche, el queso
y el yogur. También lo contienen
el pan, las hortalizas de color
verde oscuro, las almendras y las
sardinas enlatadas (si se comen
las raspas). Algunas marcas de
zumo de naranja y la mayoría
de los cereales para el desayuno
contienen calcio añadido.
También lo suele contener el
agua mineral. Sin embargo,
lea las etiquetas de todos los
productos, ya que las cantidades
varían según los fabricantes.

Vitamina D El pescado y el
marisco (salmón, atún,
arenque, gambas) son ricos
en vitamina D, al igual que los
aceites de hígado de pescado.
Las margarinas y los cereales
para el desayuno suelen
contener vitamina D añadida.

Mantenga un peso corporal sano

Cuanto más grandes son los huesos, más fuertes son, y cuanto más pesamos, más densos son nuestros huesos, ¡pero esto no es ninguna excusa para comer en exceso! Sin embargo, sí es muy importante darse cuenta de que ponerse a régimen para adelgazar no es beneficioso para los huesos.

La pérdida de peso se ha asociado a la pérdida ósea en mujeres adultas de todas las edades. Las mujeres que pesan más de 70 kg tienen pocas probabilidades de sufrir una fractura osteoporótica, pero si usted no es alta existen razones de salud que recomiendan no llegar a ese peso. Si su peso se encuentra dentro de los límites saludables para su estatura, no siga ningún régimen para adelgazar mientras no se lo recomiende su médico.

Haga ejercicio

En las mujeres activas, el riesgo de sufrir fracturas es un cincuenta por ciento menor que en las mujeres que no hacen ningún tipo de ejercicio. La actividad física reduce el riesgo al mejorar tanto la DMO como el equilibrio, lo que hace menos probables las caídas. Sin embargo, no todo el ejercicio es beneficioso para los huesos. Los estudios realizados han demostrado que el mejor tipo de ejercicio para los huesos consiste en pequeñas dosis de actividad intensa que «carguen» el esqueleto.

Cómo elegir el tipo de ejercicio adecuado

Las actividades de resistencia como nadar o montar en bicicleta son formas de ejercicio excelentes, pero desgraciadamente no mejoran la salud ósea. En cambio, las que provocan un incremento breve e intenso en la carga que soporta el esqueleto son muy eficaces para los huesos, siempre que requieran un esfuerzo superior a las actividades normales (véase

pág. 94). Afortunadamente, para conseguir resultados bastan unas pocas cargas, unas 50 al día, y una actividad superior no aumenta el grado de mejoría. Ello significa que es posible encontrar tiempo para mejorar la salud ósea sin necesidad de iniciar un programa de larga duración. Puede bastar con subir por las escaleras en vez de tomar el ascensor.

Simplemente saltar durante un minuto, por ejemplo a la comba (véanse págs. 88-89), le será beneficioso, si puede usted hacerlo. Sin embargo, es importante saber que estas actividades son peligrosas para las mujeres que padecen una osteoporosis no diagnosticada. Por tanto, sólo son seguras para las mujeres premenopáusicas sanas.

La eficacia de la carga de los huesos depende de la fuerza gravitatoria que actúa sobre el cuerpo y sobre cualquier objeto que levantamos, y también de la tracción que realizan los músculos sobre los huesos mientras practicamos ejercicio. Este efecto puede conseguirse de muchas formas, y los ejercicios de resistencia dinámica que forman la parte central de este libro son seguros para todo el mundo, incluidas las mujeres de edad avanzada.

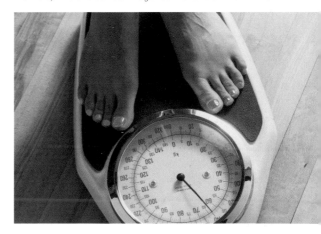

Controle la aguja de la báscula *El peso corporal es una carga beneficiosa para los huesos, y cualquier masa natural añadida que revista el esqueleto protege los huesos frente a las posibles fracturas provocadas por caídas.*

Hábitos correctos

Las siguientes páginas contienen consejos que le ayudarán a proteger la columna vertebral y le permitirán seguir los ejercicios de forma fácil y segura.

La importancia de la postura

Las actividades cotidianas en el trabajo o en casa suelen provocar que pasemos demasiado tiempo con la espalda encorvada. El resultado es una mala postura, que aumenta el cansancio y puede someter la columna a una tensión excesiva. Una buena postura es esencial para la salud del esqueleto y para movernos de forma segura y eficaz a lo largo del día.

Mejore su postura

★ Mantenga el cuello erguido.
★ Relaje los hombros.
★ Ajuste la inclinación pélvica.
★ Observe cómo se vuelve más alta y esbelta.

Compruebe su postura

Póngase delante de un espejo de cuerpo entero y compárese con las fotografías de la página siguiente. Pida ayuda a una amiga. Cuando esté de pie o sentada, compruebe con frecuencia si encorva la espalda.

Mala y buena postura *Al ajustar su postura para que las vértebras reposen en la posición correcta, comprobará que se vuelve más alta y esbelta. La línea discontinua muestra la altura que se gana al corregir la postura.*

Mala postura   **Buena postura**

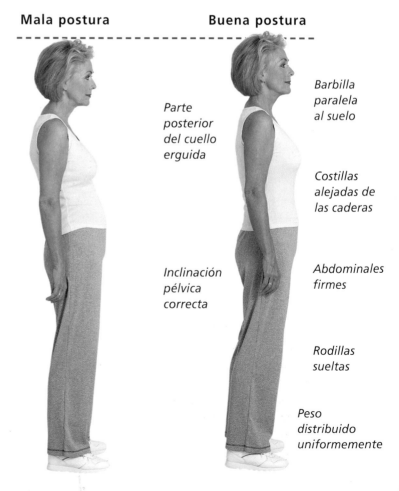

Parte posterior del cuello erguida

Inclinación pélvica correcta

Barbilla paralela al suelo

Costillas alejadas de las caderas

Abdominales firmes

Rodillas sueltas

Peso distribuido uniformemente

La inclinación pélvica

Una inclinación pélvica correcta es parte esencial de una buena postura. La diferencia entre la posición correcta y la incorrecta de la pelvis es sutil, y sólo requiere una ligera tensión de algunos músculos como los abdominales y la relajación de otros de la zona lumbar. Las fotografías muestran cómo conseguirla.

El efecto de este ajuste sutil pero vital es la alineación de la columna. La espalda conserva sus curvas naturales. Es una posición cómoda, pero se requiere cierta práctica para convertirla en algo automático. Los abdominales no deben tensarse hasta el punto de dificultar la respiración.

Todos los ejercicios de este programa deben realizarse con una inclinación pélvica adecuada para que sean seguros, correctos y eficaces.

Consejo

★ Si tiene los hombros agarrotados, levántelos hacia las orejas y luego relájelos para que bajen hasta su posición correcta.

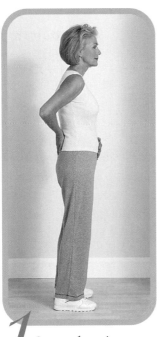

1 Separe los pies a una distancia igual a la anchura de las caderas, distribuyendo uniformemente el peso corporal sobre ambos. Relaje los hombros y coloque las manos como se muestra en la fotografía.

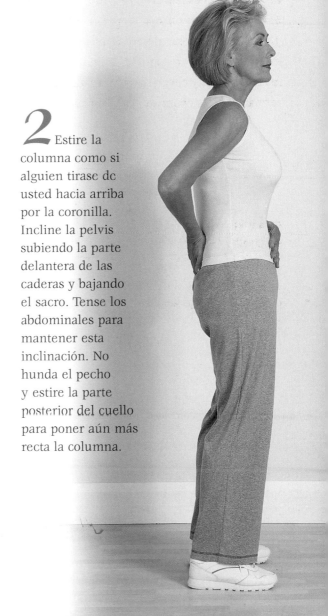

2 Estire la columna como si alguien tirase de usted hacia arriba por la coronilla. Incline la pelvis subiendo la parte delantera de las caderas y bajando el sacro. Tense los abdominales para mantener esta inclinación. No hunda el pecho y estire la parte posterior del cuello para poner aún más recta la columna.

Cuide su espalda

Casi todo el mundo padece dolor de espalda en algún momento de la vida, algo que puede llegar a impedir llevar una vida activa. Una de las causas más frecuentes del dolor de espalda es el deterioro de los discos que se hallan entre las vértebras, o bien una tensión excesiva de los músculos y de los ligamentos de la espalda provocada al intentar levantar un objeto demasiado pesado o bien al intentar levantar cualquier objeto de forma incorrecta.

Levantar un objeto del suelo con los brazos extendidos y la espalda encorvada puede tener consecuencias desastrosas, ya que el efecto de palanca del cuerpo es inadecuado y el peso soportado por la espalda puede llegar a ser diez veces superior al del objeto. Si los músculos no son lo bastante fuertes, los ligamentos soportan una tensión excesiva y pueden sufrir un esguince. La técnica de levantamiento que se explica en estas páginas le ayudará a proteger su espalda. Úsela siempre que tenga que levantar algo.

Mantener una buena postura a lo largo del día y utilizar una silla que soporte la zona lumbar ayuda a prevenir el dolor de espalda. Si tiene usted algún problema de espalda o ha sufrido una fractura de cadera, debe evitar levantar objetos pesados.

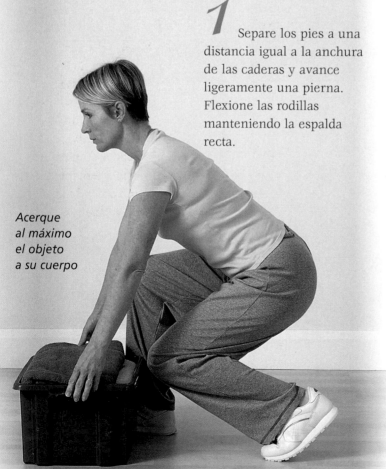

1 Separe los pies a una distancia igual a la anchura de las caderas y avance ligeramente una pierna. Flexione las rodillas manteniendo la espalda recta.

Acerque al máximo el objeto a su cuerpo

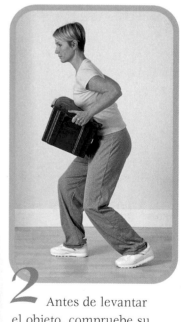

2 Antes de levantar el objeto, compruebe su inclinación pélvica y tense los abdominales. Acerque el peso a su cuerpo. Levántese lentamente, manteniendo la espalda recta, y deje que las piernas hagan el trabajo.

Fortalezca los músculos del perineo

Muchas mujeres son menos activas de lo que quisieran a causa de unos músculos del perineo demasiado débiles. Éstos ayudan a controlar la evacuación de la vejiga y suelen debilitarse o lesionarse al dar a luz. El resultado embarazoso de este debilitamiento es que se producen pérdidas de orina con facilidad. Como cualquier otro músculo, los músculos del perineo se debilitan con la edad, pero pueden fortalecerse si se ejercitan regularmente.

Ejercicios para los músculos del perineo

Si no está acostumbrada a ejercitar los músculos del perineo, deberá redescubrirlos. Para empezar, realice los ejercicios sentada. En esta posición, y si está relajada, le será más fácil localizar los músculos. Una vez domine los ejercicios, puede hacerlos en cualquier momento y lugar, ya que nadie notará lo que está haciendo. Si tiene los músculos del perineo débiles, haga ambos ejercicios cuatro veces al día hasta notar una mejora, y posteriormente un mínimo de una vez al día para mantenerlos.

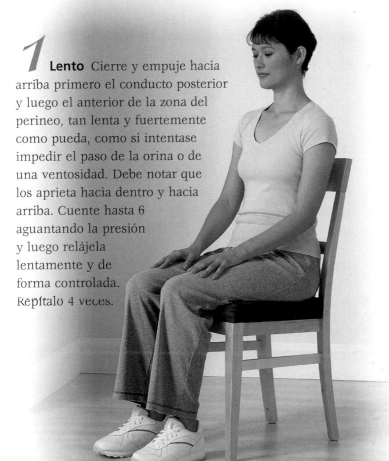

1 Lento Cierre y empuje hacia arriba primero el conducto posterior y luego el anterior de la zona del perineo, tan lenta y fuertemente como pueda, como si intentase impedir el paso de la orina o de una ventosidad. Debe notar que los aprieta hacia dentro y hacia arriba. Cuente hasta 6 aguantando la presión y luego relájela lentamente y de forma controlada. Repítalo 4 veces.

2 Rápido En un movimiento rápido, apriete y empuje hacia arriba los conductos anterior y posterior de la zona del perineo. Cuente hasta 1 aguantando la presión, y luego relájela lentamente y de forma controlada. Repítalo 6 veces.

Precaución

★ Evite apretar los abdominales o las nalgas, juntar con fuerza las piernas o aguantar la respiración.

★ No practique estos ejercicios mientras orina, ya que podrían provocarle una infección.

Preparación

En este apartado se establecen las directrices para obtener el máximo resultado de los «Ejercicios para hacer en casa» (véase pág. 36) y de las «Actividades para la vida cotidiana» (véase pág. 80). Estas directrices están relacionadas con dos cuestionarios (véanse págs. 92-95) a los que debe responder. En ellos se evalúan su salud y su nivel de actividad física actuales para que pueda usted diseñarse un programa de ejercicios personalizado. Cada persona es diferente, por lo que es importante elegir los ejercicios que más le convengan.

Situación actual

Cada persona tiene un nivel de actividad distinto en su vida. Si usted tiene una actividad regular, puede que sólo necesite añadir uno o dos ejercicios específicamente para los huesos en su rutina diaria, dependiendo del tipo de ejercicio que ya practique habitualmente. Para elegirlos correctamente, determine en qué punto se encuentra con el cuestionario sobre actividad física de la página 94. Si es usted una persona totalmente sedentaria y no está acostumbrada a hacer ejercicio, este libro también le puede ayudar. La sección «Hábitos correctos» y estas directrices le permitirán acometer uno por uno los «Ejercicios para hacer en casa» de forma racional y segura.

Cuestiones de salud

Algunos ejercicios le serán más convenientes que otros, por lo que, antes de iniciar el programa, debe responder al cuestionario de salud de la página 92, que le ayudará a

Antes de empezar

★ No haga ejercicio si no se encuentra bien o está muy cansada.

★ Póngase un calzado apropiado y ropa cómoda, preferiblemente de algodón.

★ Haga los ejercicios en una habitación sin obstáculos, en la que no haga ni frío ni calor y que esté bien ventilada.

★ Asegúrese de que no la van a interrumpir.

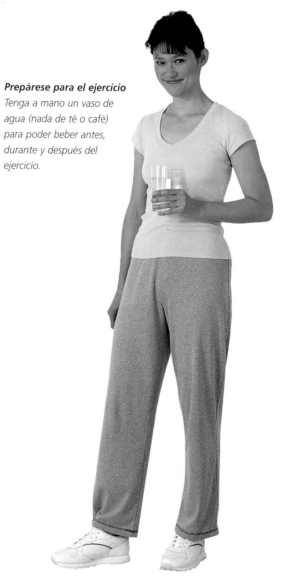

Prepárese para el ejercicio
Tenga a mano un vaso de agua (nada de té o café) para poder beber antes, durante y después del ejercicio.

Sacar el máximo rendimiento

★ Realice siempre los ejercicios de calentamiento y enfriamiento.

★ Esfuércese en utilizar la técnica correcta.

★ Muévase de forma controlada y manteniendo una buena postura.

★ Trabaje siempre de acuerdo con su nivel y progrese con prudencia.

★ No haga nunca ejercicio hasta el punto de quedar agotada.

★ Progrese semanalmente en cada ejercicio para mantener la carga sobre el esqueleto y conseguir una mejora.

★ Siga todos los pasos recomendados.

★ No intente competir contrarreloj o contra otra persona. En este programa no se trata de ganar, sino de conseguir un beneficio a largo plazo.

seleccionar la combinación de ejercicios más beneficiosa y le sacará de dudas respecto a la necesidad de consultar a su médico antes de empezar. Este libro se ha escrito pensando en mujeres sanas de hasta 70 años de edad.

Marcarse objetivos

Todos necesitamos tener objetivos para motivarnos. Piense en lo que quiere conseguir, planifique su programa y controle sus progresos con el cuestionario de la página 94. La motivación es esencial. Sus huesos necesitan un ejercicio regular durante el resto de su vida, y no explosiones esporádicas de actividad física fruto de un excesivo entusiasmo.

★ Resérvese una hora concreta para hacer ejercicio, dependiendo de si su mejor momento es la mañana o la tarde. Por ejemplo, a la una del mediodía los lunes, miércoles y sábados.

★ Asegúrese de que su programa se adapte a su vida cotidiana.

★ Si hace mucho tiempo que no hace ejercicio, márquese unos objetivos realistas y empiece a un ritmo pausado.

★ Vaya aumentando su programa con el paso del tiempo, por ejemplo añadiendo un nuevo ejercicio una vez al mes.

★ Si dispone de muy poco tiempo, haga algunos ejercicios una vez al mes como mantenimiento. Siempre es mejor que no hacer ninguno.

Escuche a su cuerpo

Es importante apreciar la diferencia entre trabajar duro y trabajar en exceso. Si trabaja de forma eficaz, su respiración será algo más fuerte de lo normal, se acalorará, quizá sudará ligeramente y notará una sensación de esfuerzo en los músculos.

Cualquier dolor es una señal de alarma, por lo que nunca debe ignorarlo. Si el dolor persiste tras el ejercicio, acuda a su médico.

Señales de alarma

★ Cese el ejercicio y acuda a su médico si nota:
   Dolor o molestias.
   Sensación de mareo, vértigo o náuseas.
   Falta de aliento.
   Pulso acelerado.
   Sudor excesivo.
   Sensación repentina de agotamiento
      o debilidad

★ Baje el ritmo si nota:
   Sensación de pesadez o temblor
      en las extremidades.
   Respiración fuerte.
   Acaloramiento excesivo.
   Pérdida de concentración.

Aumentar la carga

La mayoría de los ejercicios se basan en la resistencia que ejerce la fuerza gravitatoria sobre la masa corporal. Algunos necesitan la incorporación de pesas u otros instrumentos simples para aumentar la resistencia. Es por ello que dedicamos un apartado al entrenamiento con pesas. Las pesas presentan ventajas a la hora de cargar los huesos a causa de la actividad muscular estabilizadora que requieren alrededor de la columna y de las caderas y también por la variedad de cargas que permiten. Sin embargo, pueden ser peligrosas si se caen o si se levantan de forma incontrolada, por lo que conviene establecer un límite máximo de 7 kg para los levantamientos con los brazos y de 11 kg para los que se realicen con las piernas. Algunos ejercicios tienen límites máximos inferiores por motivos de seguridad; los encontrará en el apartado «Progresión». Vaya con cuidado al manejar las pesas. Algunos ejercicios requieren la presencia de otra persona. Si los practica con una amiga, le ayudará a seguir fielmente el programa.

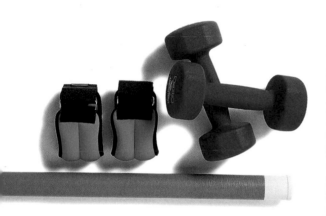

Materiales para aumentar la resistencia En todas las tiendas de material deportivo encontrará tobilleras y muñequeras lastradas cómodas y recubiertas de material protector, así como pesas y barras lastradas. Se venden en juegos de distintos pesos a partir de 500 g.

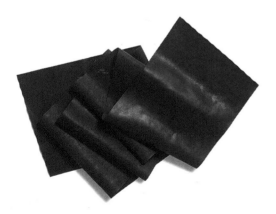

Las bandas de resistencia son unas tiras anchas de material elástico que puede encontrar en varios colores indicativos de su grosor. Presentan diferentes grados de resistencia adicional al intentar estirarlas.

Programa diario

★ Practique la buena postura y la inclinación pélvica a lo largo del día (véanse págs. 14-15).

★ Ejercite con frecuencia el perineo (véase pág. 17).

★ Haga un ejercicio de equilibrio, variándolo cada día (véanse págs. 38-43).

★ Salga a dar un paseo a paso ligero durante cinco minutos.

★ Suba escaleras.

★ Haga algunos estiramientos (véanse págs. 78-79).

Programa semanal

★ Intente hacer tres sesiones de 40 minutos cada semana. Elija los ejercicios dirigidos a sus necesidades actuales de los que aparecen en el apartado «Ejercicios para hacer en casa» (véase pág. 36) o en las «Actividades para la vida cotidiana» (véase pág. 80) Encontrará sugerencias en la página 95.

★ Quizá desee centrarse en las caderas o en las muñecas si tiene una DMO inferior a la normal en esos puntos. Para ello hemos identificado los beneficios específicos de cada ejercicio en el recuadro «Objetivo».

Beneficios para los huesos

Estos ejercicios aumentan eficazmente la DMO al obligar a los músculos a ejercer una gran fuerza en los tendones que los unen al hueso. Se han elegido tras haberse demostrado en varios estudios que son beneficiosos para los huesos de los puntos más propensos a sufrir fracturas. Si practica usted estos ejercicios tal como se describen tres veces a la semana, seguramente acrecentarán su DMO en un tres o cuatro por ciento cada año, y, si ya ha pasado usted la menopausia, por lo menos evitarán que sufra una pérdida ósea mayor. En algunas mujeres se ha observado un aumento de hasta el diez por ciento, y las que tienen una DMO menor son las que con más frecuencia notan una mejoría.

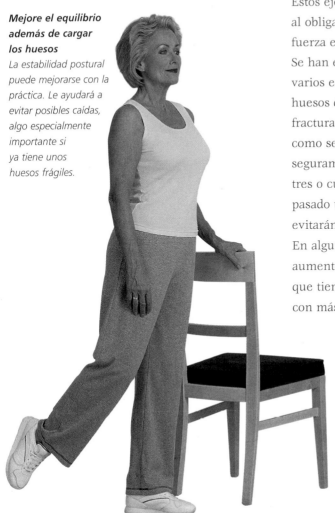

Mejore el equilibrio además de cargar los huesos
La estabilidad postural puede mejorarse con la práctica. Le ayudará a evitar posibles caídas, algo especialmente importante si ya tiene unos huesos frágiles.

Estiramientos y relajación *Descanse siempre entre los ejercicios. No tiene por qué quedarse sin resuello o exhausta. Practicar estiramientos tras hacer ejercicio es eficaz para mantenerse flexible.*

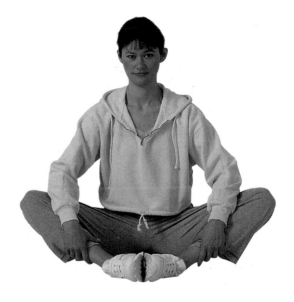

Compromiso

Los huesos cambian lentamente, lo que hace necesario un compromiso a largo plazo. Haga un poco de ejercicio con frecuencia y elija actividades que le gusten para no dejarlo. La variedad es beneficiosa para los huesos y ayuda a evitar el aburrimiento. No se desespere si al principio tarda muchísimo tiempo en completar los ejercicios; obtendrá una mayor rapidez con la práctica. Al igual que los músculos, los huesos se le volverán a deteriorar si deja los ejercicios, y perderá gradualmente lo que haya ganado.

Calentamiento

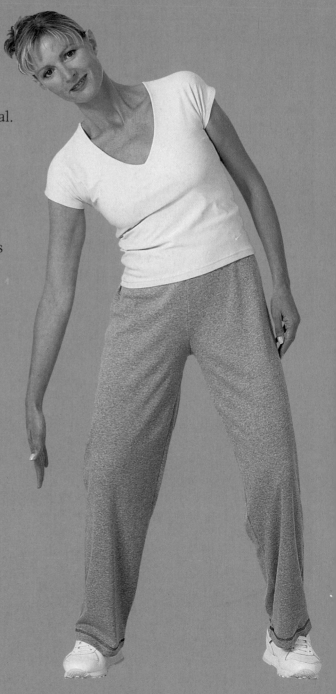

Los ejercicios de circulación, movilidad y estiramiento de las siguientes páginas son una preparación esencial para el programa principal. Son movimientos y estiramientos sostenidos suaves y rítmicos que despiertan los músculos, las articulaciones y los reflejos para que se relajen, se suelten y estén a punto para entrar en acción. Los estiramientos son especialmente importantes si ha estado sentada durante mucho tiempo, ya que es posible que los músculos se le hayan agarrotado ligeramente. Siguiendo los ejercicios de calentamiento evitará lesiones y el programa de «Ejercicios para hacer en casa» le resultará más cómodo.

BENEFICIOS DEL CALENTAMIENTO

Para trabajar con la máxima eficacia,
los músculos necesitan entrar en calor.
De ese modo pueden desplegar más potencia
y fuerza que cuando están fríos. Aunque
usted no note esa frialdad, es posible que
tenga los músculos de las piernas y de los
brazos más bajos de temperatura que los del
tronco. Por ejemplo, si se toca la pantorrilla,
puede que la note más helada que el cuello.
Si se sienta al aire libre en un día gélido, es
posible que al levantarse le cueste más andar;
ello es debido a que los músculos de las
piernas se le han enfriado para poder
conservar el calor del resto del cuerpo.

Cuando empezamos a hacer ejercicio, son
necesarios unos momentos para que el flujo
sanguíneo aumente y se genere suficiente
calor para ajustar la temperatura muscular.
Al hacer ejercicio nos calentamos, pero el
proceso tarda unos minutos. Los ejercicios
de calentamiento sirven para poner el cuerpo
a punto antes de empezar el programa.

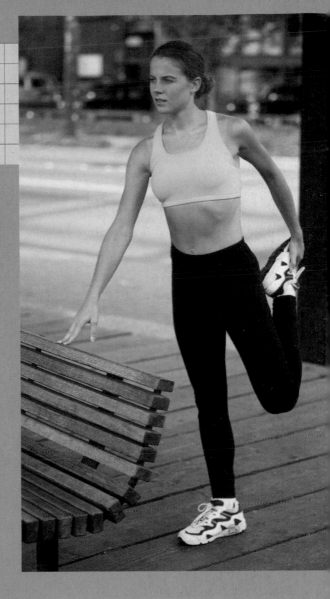

Consejos de seguridad

Es importante que realice todos los ejercicios de
calentamiento en el orden que aparecen antes
de pasar a los ejercicios de carga de los huesos.
Asimismo, es vital enfriarse, especialmente tras
ejercicios enérgicos como correr.

★ **Circulación** Los primeros cuatro ejercicios se
centran en los músculos, en el corazón y en el
sistema circulatorio.

★ **Movilidad** Los cuatro ejercicios siguientes van
dirigidos a movilizar las articulaciones.

★ **Estiramiento** Los últimos seis ejercicios estiran
todos los grupos musculares que se emplean en los
ejercicios para hacer en casa.

Andar, paso lateral y marcha

Objetivo

Los ejercicios para aumentar la circulación, que a veces se denominan «aceleradores del pulso», consisten en actividades rítmicas y de poca intensidad que movilizan los grandes grupos musculares de los brazos y de las piernas para calentarlos y aumentar el flujo de sangre oxigenada que reciben.

Éste es el principio de su programa, de modo que hágalo divertido. Póngase una música animada y disfrute de los ejercicios. Este tipo de inicio relajará su tensión, mejorará su concentración y le motivará para los ejercicios posteriores.

Muévase con suavidad y respire de manera uniforme. Aumente la distancia y el ritmo de los pasos gradualmente; de este modo su ritmo cardíaco aumentará de manera uniforme y el ejercicio será más seguro y eficaz.

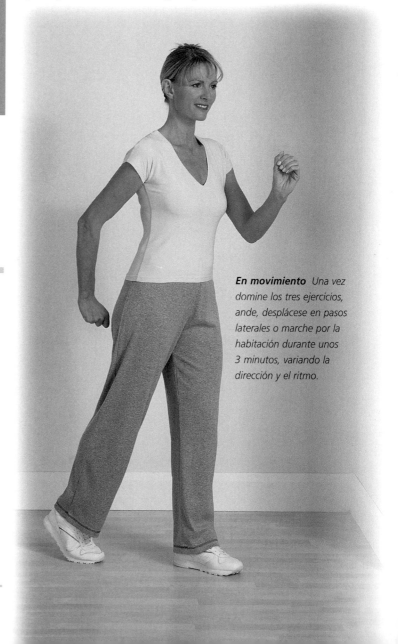

En movimiento *Una vez domine los tres ejercicios, ande, desplácese en pasos laterales o marche por la habitación durante unos 3 minutos, variando la dirección y el ritmo.*

Variación

Para un mejor equilibrio, puede realizar el ejercicio de paso lateral apoyada en una silla.

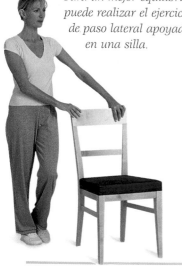

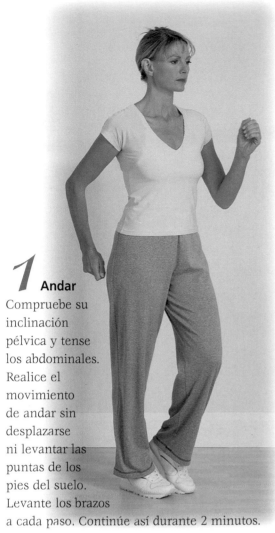

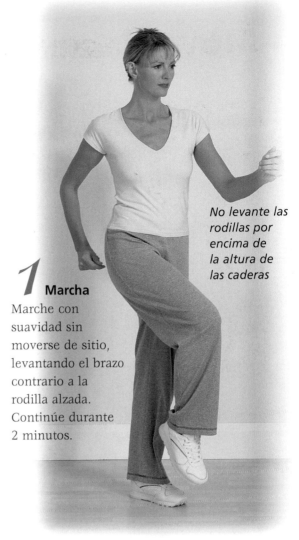

No levante las rodillas por encima de la altura de las caderas

1 **Andar**
Compruebe su inclinación pélvica y tense los abdominales. Realice el movimiento de andar sin desplazarse ni levantar las puntas de los pies del suelo. Levante los brazos a cada paso. Continúe así durante 2 minutos.

1 **Marcha**
Marche con suavidad sin moverse de sitio, levantando el brazo contrario a la rodilla alzada. Continúe durante 2 minutos.

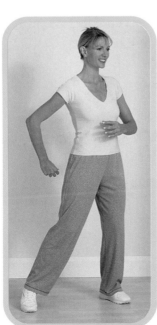

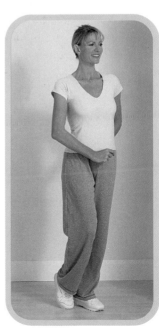

1 **Paso lateral** Dé un paso hacia un lado, trasladando el peso corporal de la bola del pie al talón.

2 Coloque el otro pie en el suelo junto al que ha desplazado. Repítalo hacia el otro lado. Mueva los brazos en la dirección del paso. Continúe durante 2 minutos.

Mover hombros y tobillos

Objetivo

El ejercicio de hombros levanta lenta
y suavemente las articulaciones de los hombros
a lo largo de todo su margen de movimiento.
De este modo se preparan para
los ejercicios posteriores.

El ejercicio de tobillos ayuda a mantener
la movilidad de las articulaciones del tobillo
y las prepara para los ejercicios
de equilibrio y de resistencia.

Para poder realizar de forma fácil y cómoda las actividades cotidianas, es esencial que las articulaciones de los hombros se muevan libremente. Si están agarrotadas, tareas como alcanzar un objeto de una estantería alta o realizar un servicio jugando a tenis pueden resultar difíciles.

Explore sin prisas y con cuidado todo su margen de movilidad en todas las direcciones. Mueva los hombros hacia arriba, hacia atrás y hacia abajo. Déjelo de inmediato si nota alguna molestia. Concéntrese en controlar cuidadosamente la calidad del movimiento para mejorar su técnica, disfrutar más del ejercicio y tomar una mayor conciencia de su cuerpo.

Combinado con una buena postura, este ejercicio dará una figura espléndida a sus hombros y a la parte superior de su cuerpo. Mover los hombros con lentitud en círculos es también una excelente forma de relajar los músculos de esta zona, en la que muchas personas acumulan tensión.

Unos tobillos móviles garantizan un buen equilibrio, ya que las articulaciones pueden adaptarse mejor a las superficies irregulares.

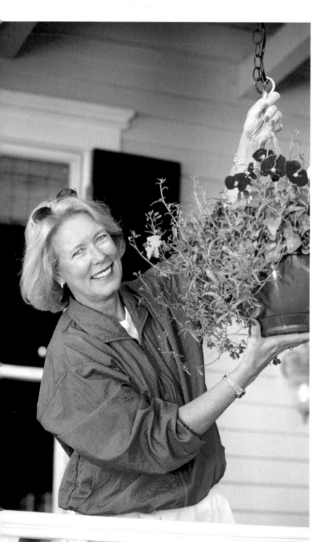

Manténgase fuerte y activa
*La flexibilidad de las articulaciones
y la fuerza muscular de los hombros
son esenciales para alcanzar objetos
y levantar cargas pesadas que se hallen
a la altura de los hombros, como esta
maceta.*

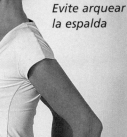

*No eche
la barbilla
hacia delante*

*Evite arquear
la espalda*

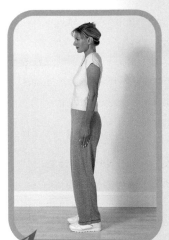

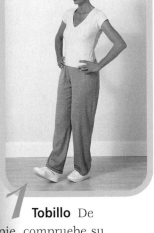

1 **Hombros** Póngase de pie con los pies a una distancia ligeramente superior a la anchura de las caderas. Relaje los hombros y deje colgar los brazos a ambos lados. Compruebe su inclinación pélvica y tense los abdominales. Eche hacia delante ambos hombros y levántelos hacia las orejas.

1 **Tobillo** De pie, compruebe su inclinación pélvica y tense los abdominales. Traslade el peso a una pierna y avance el otro talón.

2 Mueva ambos hombros hacia atrás en un arco ancho y relájelos para bajarlos. Repítalo 6 veces.

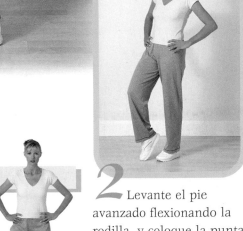

2 Levante el pie avanzado flexionando la rodilla, y coloque la punta del pie sobre el suelo. Repita la acción 6 veces y luego con el otro pie.

Error común

★ Evite separar demasiado el pie, ya que de este modo se reduce el margen de movimiento del tobillo y se ejerce una tensión excesiva sobre la pierna de apoyo.

Inclinación lateral y torsión: movilización de la columna

Los ejercicios de movilidad estimulan la secreción de líquido sinovial, que es el «aceite» natural que nutre, lubrica y protege las estructuras de las articulaciones. Asimismo, estos ejercicios ayudan a proteger los delicados discos intervertebrales.

Una columna flexible absorbe los impactos más eficazmente que una columna rígida. Estos ejercicios movilizan las articulaciones de la columna en todo su margen de movimiento hacia dos direcciones poco habituales.

Es muy importante mantener una inclinación pélvica correcta. Muévase lentamente, con fluidez y de forma controlada. Extienda la columna en todo su margen natural de movimiento. Cada vez que vuelva a la posición central, dedique unos momentos a erguir la columna y a comprobar su postura.

Objetivo

Estos ejercicios ayudan a movilizar la columna, a mantener su margen de movimiento y a reducir el riesgo de sufrir lesiones de espalda al hacer ejercicio.

Variación

Si nota dolor en la zona lumbar, o si le resulta difícil realizar la torsión sin mover las caderas, haga el ejercicio de «torsión sentada. Compruebe su inclinación pélvica antes de empezar.

Precaución

★ Tenga presente que cada persona tiene un margen de movimiento diferente, por lo que, si bien debe intentar que su posición sea lo más parecida posible a las fotografías, es importante que el movimiento le resulte cómodo.

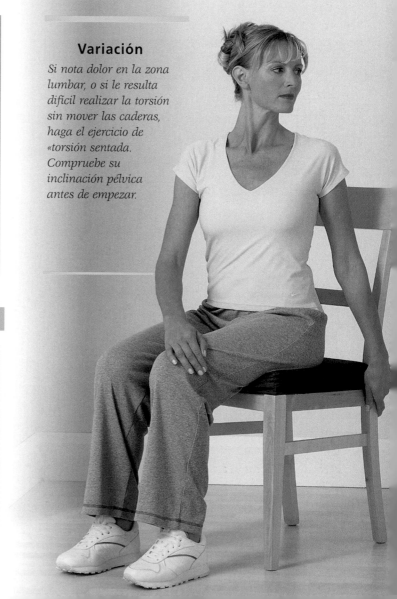

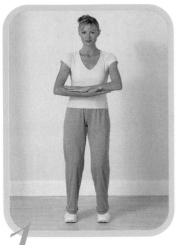

1 **Torsión** De pie, separe los pies y las piernas a una distancia igual a la anchura de las caderas. Compruebe su inclinación pélvica, tense los abdominales y flexione ambas rodillas. Coloque los brazos a la altura del pecho, uno encima del otro.

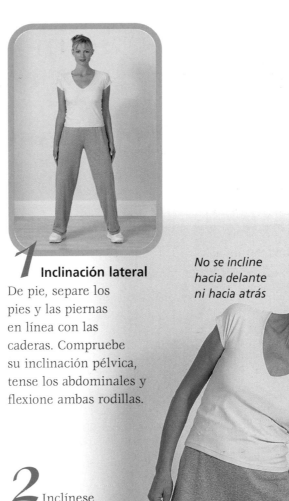

1 **Inclinación lateral** De pie, separe los pies y las piernas en línea con las caderas. Compruebe su inclinación pélvica, tense los abdominales y flexione ambas rodillas.

No se incline hacia delante ni hacia atrás

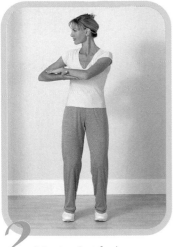

2 Inclínese lentamente hacia un lado hasta donde le permita la inclinación de la pelvis. Vuelva al centro y repítalo hacia el otro lado. Repita el ejercicio 6 veces.

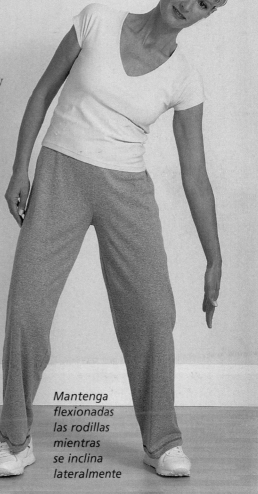

2 Manteniendo las caderas, las rodillas y los pies hacia delante, estire la columna y gire lentamente el tronco y la cabeza hacia un lado, hasta donde pueda. Vuelva al centro y repítalo hacia el otro lado. Repita el ejercicio 6 veces.

Mantenga flexionadas las rodillas mientras se inclina lateralmente

Estiramientos de pantorrillas y muslos

Objetivo

Estos estiramientos preparan los músculos para los ejercicios posteriores y ayudan a mantener el margen de movilidad de las articulaciones de las caderas y de los tobillos.

Andar con los pies descalzos *Es un ejercicio beneficioso para los músculos de la pantorrilla y la movilidad del tobillo y ayuda a mejorar el equilibrio, de modo que quítese los zapatos siempre que pueda.*

Los músculos son adaptables y se acortan con el paso del tiempo si se encuentran continuamente en una posición acortada. Es algo habitual en el músculo de la pantorrilla de las mujeres que nunca llevan zapatos planos ni andan descalzas. Este acortamiento de los músculos de la pantorrilla limita los movimientos del tobillo, pero es posible reducir su agarrotamiento y mejorar su movilidad mediante estiramientos regulares.

Del mismo modo, alargar el cuádriceps (los cuatro músculos de la parte anterior del muslo) mediante un estiramiento mejora la movilidad de la cadera, transforma la postura y puede por tanto ayudar a prevenir o aliviar los problemas de espalda. Aunque tenga usted una buena postura, apóyese en una pared para poder concentrarse totalmente en la calidad del estiramiento.

Los estiramientos del cuádriceps son una de las mejores formas de contrarrestar los efectos de pasar muchas horas sentado. Dado el estilo de vida sedentario actual, tanto en casa como en el trabajo, esto es algo esencial para todos... ¡si no queremos terminar adoptando la forma de una silla!

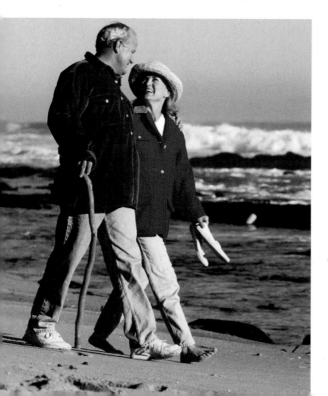

Variación

Si le cuesta mantener el equilibrio, haga los estiramientos de pantorrilla sentada. Mantenga la espalda recta, sin hundir el pecho, y levante la punta del pie, apuntando hacia la rodilla

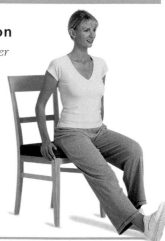

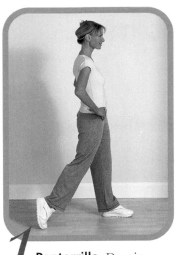

2 Flexione la rodilla avanzada hasta que quede sobre la vertical del tobillo. Presione el talón del pie trasero sobre el suelo y estire esta pierna hasta que note un estiramiento en la pantorrilla. Aguante la presión contando hasta 8. Repítalo con la otra pierna.

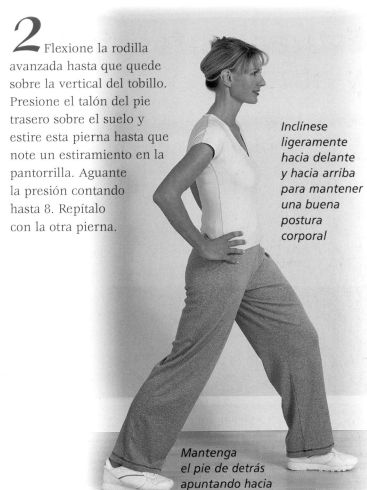

Inclínese ligeramente hacia delante y hacia arriba para mantener una buena postura corporal

Mantenga el pie de detrás apuntando hacia delante

1 **Pantorrilla** De pie, separe los pies y las piernas en línea con las caderas y coloque las manos sobre éstas. Compruebe su inclinación pélvica y tense los abdominales. Manteniendo las puntas de los pies hacia delante, deslice un pie hacia atrás y póngalo sobre el suelo.

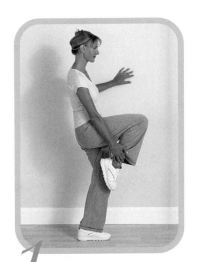

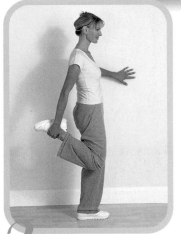

Si le cuesta cogerse el tobillo, agárrese el calcetín o el pantalón

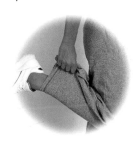

1 **Muslo** De pie, apóyese en la pared con una mano. Compruebe la inclinación pélvica y levante la rodilla de la pierna contraria al lado de la pared. Agárrese el tobillo.

2 Eche la pierna hacia atrás hasta que la rodilla le quede justo detrás de la cadera. Estire la pierna de apoyo y aumente la inclinación pélvica tensando los abdominales. Aguante así contando hasta 8. Repítalo con la otra pierna.

Estiramientos de costados y pecho

Objetivo

Estirar los músculos del costado del tronco y del pecho. Ambos ayudan a mantener una buena postura.

Error común

★ Evite inclinarse demasiado sin apoyo, ya que puede tensar en exceso la columna.

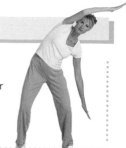

Estirar los músculos del costado del tronco ayuda a mantener la movilidad de la columna y a mejorar la postura. Asimismo, sirve para relajar la tensión y ayuda a preservar el margen de movimiento de los hombros. Al realizar ejercicios de columna, es importante ir alternando entre ambos lados para conseguir una sensación de armonía y conservar la columna alineada y el cuerpo simétrico.

Estirar los músculos pectorales es una actividad que ayuda a mantener una postura erguida. Casi todos experimentamos un encorvamiento de los hombros cuando nos sentamos ante la mesa de trabajo, o bien debido a una mala postura, lo que conlleva un hundimiento del pecho que dificulta la respiración. Los estiramientos de pectorales transforman la postura, ya que elevan y echan hacia atrás los hombros, y de este modo fortalecen la parte superior de la espalda. Así, el pecho se abre y permite respirar más profundamente.

Al realizar el estiramiento de costado es importante controlar la posición de los brazos.

Variación

Si le cuesta mantener el equilibrio, realice el estiramiento de costado sentada. Compruebe su inclinación pélvica antes de empezar.

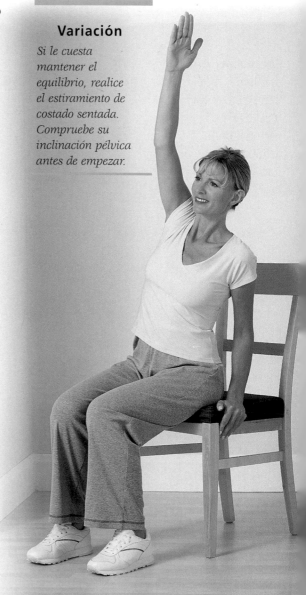

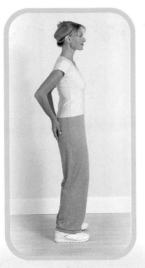

1 **Pecho** De pie, separe los pies en línea con las caderas. Póngase las manos sobre las nalgas. Compruebe su inclinación pélvica y tense los abdominales. Estire la columna, sin hundir el pecho, y eche ambos codos hacia atrás hasta que note un estiramiento en la zona pectoral. Aguante contando hasta 8.

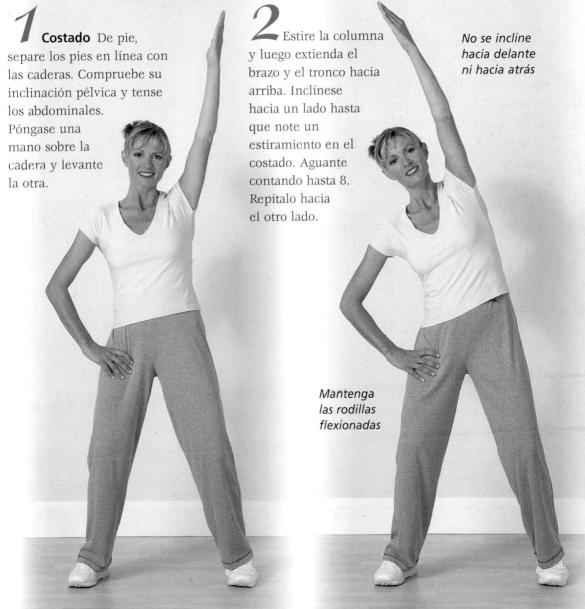

1 **Costado** De pie, separe los pies en línea con las caderas. Compruebe su inclinación pélvica y tense los abdominales. Póngase una mano sobre la cadera y levante la otra.

2 Estire la columna y luego extienda el brazo y el tronco hacia arriba. Inclínese hacia un lado hasta que note un estiramiento en el costado. Aguante contando hasta 8. Repítalo hacia el otro lado.

No se incline hacia delante ni hacia atrás

Mantenga las rodillas flexionadas

Estiramientos isquiotibiales y tríceps

Objetivo

Estirar los músculos de la parte posterior del muslo y mantener el margen de movimiento de las caderas y de la zona lumbar.

Estirar los músculos de la parte posterior del brazo y mantener el margen de movimiento de las articulaciones de los hombros.

Los músculos de la parte posterior del muslo (los isquiotibiales) son unos de los más olvidados del cuerpo, y también los que se ven más afectados por un estilo de vida inactivo. Unos isquiotibiales acortados y rígidos pueden restringir el movimiento y provocar problemas de espalda, así como un aumento del riesgo de lesiones.

Los isquiotibiales pueden estar notablemente rígidos, pero responden bien al ejercicio y mejoran rápidamente. Estirar estos músculos quizá suponga una nueva inyección de vida, ya que muchas actividades se vuelven más fáciles.

Los tríceps están situados a lo largo de la parte posterior del brazo. Estirándolos se consigue una mayor flexibilidad de las articulaciones de los hombros que facilita el gesto de alcanzar un objeto situado a cierta altura.

Precaución

★ Si tiene antecedentes de caídas o problemas de equilibrio persistentes, apóyese en una silla para realizar estos estiramientos.

Variación

Si le cuesta realizar el estiramiento de isquiotibiales de pie, puede hacerlo sentada. Mantenga la espalda recta e inclínese hacia delante y arriba para aumentar el estiramiento.

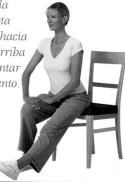

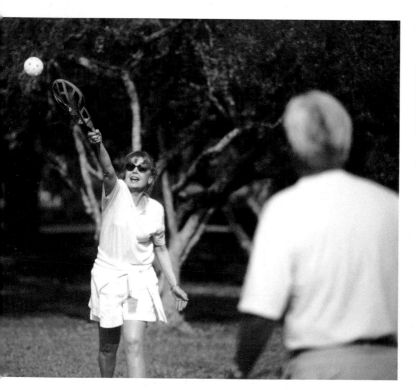

Un estilo de vida activo *Los estiramientos regulares pueden mejorar el rendimiento de los músculos, tanto en la práctica deportiva como en la vida cotidiana.*

No baje el pecho

Mantenga las caderas alineadas al estirarse

1 Isquiotibiales

De pie, separe los pies a una distancia igual a la anchura de las caderas. Compruebe su inclinación pélvica y tense los abdominales. Estire la columna y traslade el peso sobre una pierna. Deslice el otro pie hacia delante, manteniéndolo sobre el suelo.

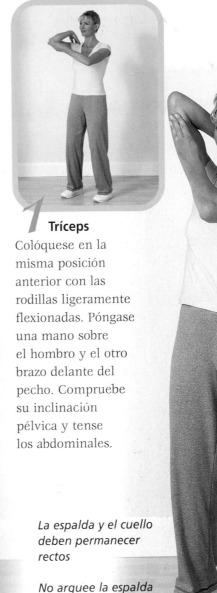

1 Tríceps

Colóquese en la misma posición anterior con las rodillas ligeramente flexionadas. Póngase una mano sobre el hombro y el otro brazo delante del pecho. Compruebe su inclinación pélvica y tense los abdominales.

La espalda y el cuello deben permanecer rectos

No arquee la espalda

2

Póngase ambas manos sobre la parte superior de la pierna de apoyo. Flexione esta rodilla inclinándose hacia delante hasta que note un estiramiento en la parte posterior de la pierna extendida. Aguante mientras cuenta hasta 8. Repítalo con la otra pierna.

2

Eche hacia arriba y hacia atrás el brazo levantado hasta que note un estiramiento en su parte inferior. Con los dedos de la mano del brazo levantado, intente tocarse la zona situada entre los omoplatos. Aguante mientras cuenta hasta 8. Repítalo con el otro brazo.

Ejercicios para hacer

A continuación se presentan varios ejercicios de espalda, de piernas y de brazos para cargar el esqueleto de formas que optimicen la DMO. Asimismo, se incluyen ejercicios de equilibrio para reducir el riesgo de sufrir caídas. Ambos tipos de ejercicios le ayudarán a reducir el riesgo de fracturas. Las páginas impares contienen instrucciones detalladas paso a paso de cada ejercicio. Al principio, lea atentamente estas instrucciones para dominar la técnica y ser capaz de ponerla en práctica eficaz y rápidamente. Para cada nuevo ejercicio, dedique dos sesiones a aprender la secuencia de movimientos utilizando la variación más fácil para evitar riesgos.

Algunos ejercicios para cargar los huesos forman series completas, que se han evaluado como tales en pruebas clínicas y se ha observado que sólo son eficaces practicadas en su totalidad. Una serie es la formada por los seis ejercicios de piernas (véanse págs. 48-59) y la otra consiste en la «presión de brazo» (véase pág. 66), el ejercicio «a gatas» (véase pág. 72) y la «presión, torsión y estiramiento de muñeca» (véase pág. 74).

UN PROGRAMA DE EJERCICIO PARA SUS HUESOS

Para mejorar su DMO mediante un entrenamiento con pesas, deberá levantar al menos un 70 por ciento de su límite máximo. Lo mejor es determinar este nivel en un gimnasio (véase pág. 87), pero puede valorarlo en casa según el esfuerzo que le exija. Si el octavo levantamiento le

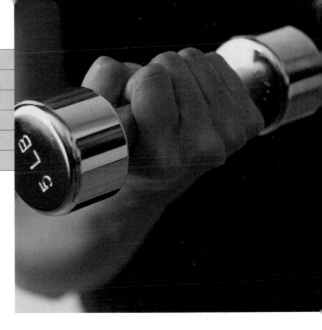

resulta fácil, es que se encuentra por debajo del 70 por ciento; si casi no puede finalizar los últimos levantamientos, se encuentra por encima del 80. Debe ejercitarse tres veces a la semana.

Para mantener la fortaleza ósea, siga entrenando una vez a la semana al nivel al que haya llegado. De este modo conseguirá evitar al menos que la pérdida ósea continúe, algo beneficioso si ya ha pasado usted la menopausia, ya que esos años están asociados a una pérdida ósea progresiva.

Cuando esté preparada para empezar con las pesas:

★ Empiece con 500 g.

★ Progrese en pasos de 500 g.

★ No supere los 7 kg en los levantamientos con los brazos.

★ No supere los 11,5 kg en los levantamientos con las piernas.

El entrenamiento con pesas de mano es difícil de controlar, por lo que los límites máximos se establecen como niveles seguros, no como la máxima carga a la que se pueden someter los huesos. Una mujer corpulenta puede levantar más peso que una mujer menuda, por lo que no podemos establecer un máximo. Pocas mujeres llegarán a los límites de seguridad, pero si usted lo consigue, vaya a un gimnasio y utilice las barras de pesas, que le permitirán levantar pesos superiores de forma segura (véanse págs. 86-87). Los movimientos deben ser siempre lentos, especialmente al bajar, ya que al moverse lentamente se consigue una potencia mayor, lo que carga mejor los huesos.

Trabaje alternativamente los lados derecho e izquierdo en todos los ejercicios de piernas, excepto en la elevación lateral de pierna y en la presión de piernas. En éstos, si desea utilizar pesas, colóquese una en cada extremidad antes de empezar el ejercicio. Recuerde seguir los consejos básicos que se encuentran a la derecha.

Consejos básicos

★ Para cada ejercicio, intente hacer 8 elevaciones, descansando un segundo entre cada una.

★ Realice 3 series de 8 elevaciones (24 elevaciones, descansando un minuto entre cada serie).

★ No aguante la respiración. Cuente lentamente y en voz alta hasta 3 mientras levanta el peso (aguántelo durante un segundo) y vuelva a contar hasta 3 al bajarlo.

★ Cuando el octavo levantamiento ya no suponga ningún esfuerzo importante, es el momento de progresar.

★ Intente progresar cada 2 semanas.

★ Si tiene que dejarlo a causa de una enfermedad, vuelva a empezar con menos peso.

★ Deje el ejercicio si nota algún dolor y reduzca el peso cuando lo reanude.

★ No se exceda: con una hora cada dos días es suficiente.

Balanceo de flamenco

Objetivo

Este ejercicio mejora el equilibrio y reduce el riesgo de sufrir caídas y fracturas.

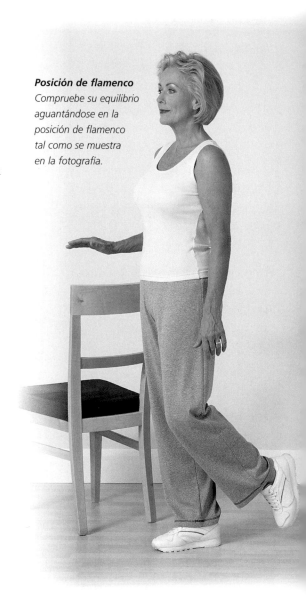

Posición de flamenco
Compruebe su equilibrio aguantándose en la posición de flamenco tal como se muestra en la fotografía.

Es importante tener un buen equilibrio, ya que si lo pierde y se cae puede romperse los huesos que tenga frágiles. Por tanto, tomar medidas para mejorar su equilibrio es una buena forma de reducir el riesgo de fracturas osteoporóticas al envejecer.

Todos podemos conseguir un equilibrio excelente. Los gimnastas, los funámbulos y los patinadores sobre hielo son ejemplos notables de lo que se puede conseguir con la práctica. Para mejorar su equilibrio, puede usted practicar el ejercicio «balanceo de flamenco». Este ejercicio de equilibrio le ayudará a aumentar la fluidez y el control de sus movimientos y a agudizar los reflejos, que le ayudarán a evitar que un tropiezo se convierta en una caída. Practíquelo siempre que pueda, por ejemplo mientras espera el autobús o habla por teléfono.

Prueba de equilibrio

Compruebe cuánto tiempo puede permanecer de pie sobre una pierna, aunque sólo sea durante uno o dos segundos, y siga su progreso semana tras semana hasta que pueda mantenerse en esta posición durante 30 segundos.

Precaución

★ Si tiene antecedentes de caídas o problemas de equilibrio persistentes, apóyese en dos sillas, una a cada lado.

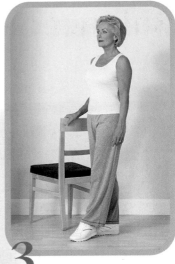

Mire hacia delante

Mantenga el pecho erguido y los abdominales tensos

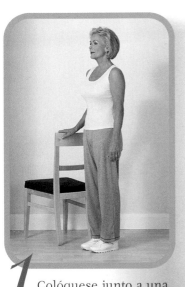

1 Colóquese junto a una silla y apóyese en el respaldo. Manténgase erguida, con los pies ligeramente separados y el peso distribuido a partes iguales entre ambos. Deje el otro brazo suelto sobre el costado. Compruebe su inclinación pélvica y eleve el tronco.

3 Con ambas rodillas sueltas, haga retroceder la pierna extendida hacia atrás en un suave movimiento de barrido, manteniéndola cerca del cuerpo.

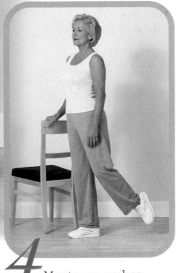

La pierna de apoyo debe permanecer recta, pero sin «bloquear» la rodilla

2 Traslade el peso a la pierna más cercana a la silla. Deslice el otro pie hacia delante, sin levantar la punta del suelo. Eleve la pierna extendida unos 5 cm sobre el suelo.

4 Mantenga ambas caderas hacia delante mientras vuelve a avanzar la pierna sin arquear la espalda. Repítalo 6 veces. Vuélvase y haga el ejercicio con la otra pierna.

Pies en línea: posiciones estática y dinámica

Objetivo

Este ejercicio mejora el equilibrio y la estabilidad y reduce el riesgo de sufrir caídas y fracturas.

En estos ejercicios, los pies se colocan en línea, es decir, con la punta de uno tocando el talón del otro, en vez de colocarlos uno al lado del otro. Sostenerse y andar sobre una base más estrecha de lo habitual obliga al cuerpo a ajustar su sistema de respuestas.

L os pies forman una base muy pequeña sobre la que se equilibra el cuerpo. Un equilibrio eficaz requiere un flujo constante de señales procedentes de todas las partes del cuerpo a través del sistema nervioso, desde las plantas de los pies, los ojos, el oído medio, los músculos y las articulaciones.

Progresión

Pruebe su equilibrio con la «posición estática». Cuando pueda mantenerse en esta posición firmemente durante diez segundos al lado de una pared, colocando alternativamente el pie derecho y el izquierdo delante, pase al ejercicio «posición dinámica» para mejorar el equilibrio.

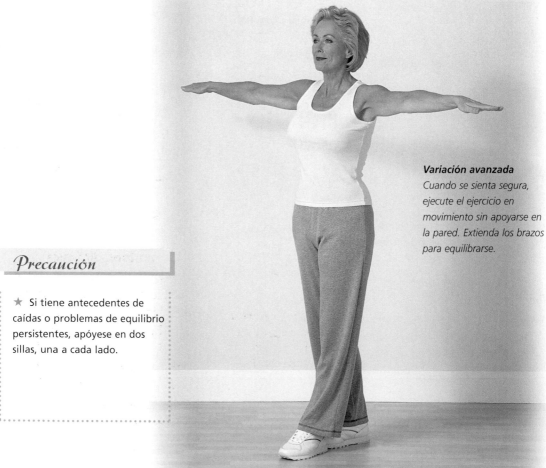

Variación avanzada
Cuando se sienta segura, ejecute el ejercicio en movimiento sin apoyarse en la pared. Extienda los brazos para equilibrarse.

Precaución

★ Si tiene antecedentes de caídas o problemas de equilibrio persistentes, apóyese en dos sillas, una a cada lado.

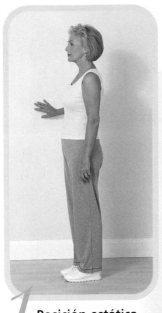

1 **Posición estática**

Póngase junto a una pared y apóyese en ella con una mano para mantener el equilibrio. Deje colgar el otro brazo sobre el costado. Póngase erguida, compruebe su inclinación pélvica y tense los abdominales.

2 Coloque el pie más cercano a la pared justo delante del otro, de modo que ambos formen una línea recta. Mantenga la posición durante 10 segundos. Repítalo con el otro pie delante. Dé media vuelta y repita los pasos 1 y 2.

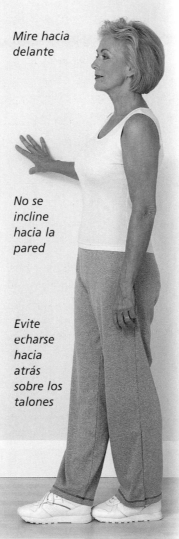

Mire hacia delante

No se incline hacia la pared

Evite echarse hacia atrás sobre los talones

Precaución

★ Procure que la punta del pie posterior no pise el talón del avanzado. No se dé la vuelta demasiado aprisa, y gire realizando pasos pequeños.

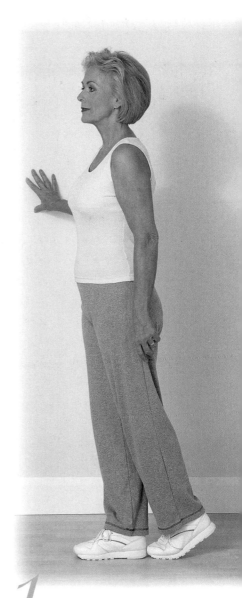

1 **Posición dinamica**

Apóyese en la pared. Coloque un pie justo delante del otro, de modo que ambos formen una línea recta. Con este movimiento continuo de los pies, avance hacia delante. Tras dar 10 pasos, dé media vuelta y repítalo en la dirección contraria.

De puntillas

Objetivo

Este ejercicio mejora el equilibrio en movimiento. Asimismo, ayuda a fortalecer la pantorrilla y a mejorar la flexibilidad del tobillo.

E stos ejercicios de puntillas, combinados con «los balanceos de flamenco» y las «posiciones con los pies en línea», constituyen un entrenamiento completo del equilibrio y, practicados con regularidad, reducen el riesgo de caídas.

Cuando decidimos levantarnos y andar por la habitación, todos los mensajes correctos llegan a los músculos apropiados en el orden adecuado. Al envejecer, sin embargo, ciertos pequeños cambios en el sistema nervioso empiezan a dificultar la tarea de controlar con eficacia la postura corporal, la visión se vuelve menos aguda y la coordinación se hace ligeramente más lenta. Por tanto, a medida que envejecemos es cada vez más importante practicar para conseguir un buen equilibrio.

Progresión

Cuando se sienta suficientemente segura, puede mejorar aún más su equilibrio haciendo este ejercicio sin apoyarse en la pared. Al principio póngase las manos sobre las caderas, y luego levántelas para alcanzar un mayor grado de dificultad.

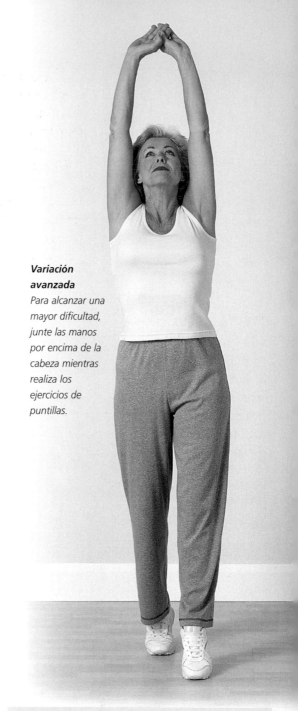

Variación avanzada
Para alcanzar una mayor dificultad, junte las manos por encima de la cabeza mientras realiza los ejercicios de puntillas.

Precaución

★ Si pierde el equilibrio, deje reposar los talones sobre el suelo, descanse y vuelva a empezar.

★ Si tiene juanetes u otros problemas podales que dificulten este ejercicio, practique sólo el paso 2, levantando los talones hasta donde pueda. Apóyese en una silla colocada delante de usted.

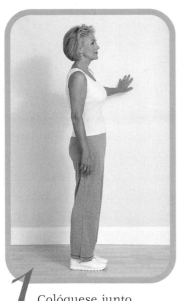

3 Apoyándose en la pared, camine 10 pasos de puntillas. A continuación, junte los pies avanzando el que haya quedado atrás. Baje los talones hasta el suelo y dé media vuelta. Vuelva a ponerse de puntillas y camine 10 pasos en la otra dirección. Dése la vuelta y repítalo.

Mire hacia delante

La espalda debe estar erguida y el pecho alto

1 Colóquese junto a la pared y apóyese en ella con una mano. Deje reposar el otro brazo sobre el costado. Póngase erguida y compruebe su inclinación pélvica.

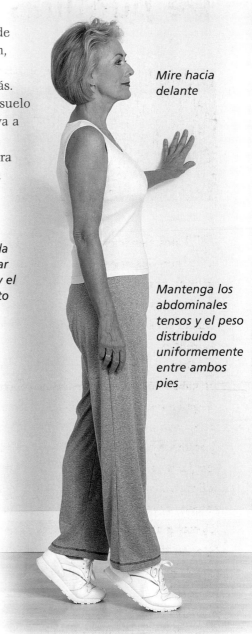

Mantenga los abdominales tensos y el peso distribuido uniformemente entre ambos pies

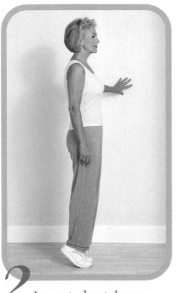

2 Levante los talones y traslade el peso corporal sobre las bolas de los pies.

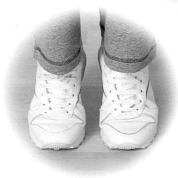

Apoye el peso sobre los dos primeros dedos del pie (empezando por el dedo gordo). No deje que el peso se desplace hacia el pequeño.

Elevación de espalda

Objetivo

Fortalecer los músculos de la espalda, mejorar la alineación de la columna y reducir el riesgo de fractura vertebral.

Precaución

★ Si le duele la zona lumbar durante el ejercicio, póngase una toalla doblada bajo las caderas. Haga sólo dos elevaciones para ver cómo nota la espalda durante y después del ejercicio. Si percibe cualquier molestia, pruebe las variaciones de la página siguiente hasta que mejore su fuerza. Si el dolor persiste, deje los ejercicios y consulte a su médico.

★ Si no se siente segura tendiéndose en el suelo, puede hacer el ejercicio en la cama.

E ste ejercicio trabaja los músculos dispuestos a lo largo de la columna (los llamados «erectores espinales»). Como su nombre sugiere, estos músculos soportan toda la columna y nos permiten ponernos erguidos.

Un estilo de vida sedentario no aporta una actividad suficiente para los músculos de la espalda. Raramente los ejercitamos con la suficiente fuerza o frecuencia para mantener su fuerza óptima, por lo que pueden provocar problemas al tener que responder ante exigencias inesperadas. Cuando una fuerza inadecuada se encuentra con una resistencia excesiva, los ligamentos y tendones se lesionan, y el resultado es el dolor de espalda. Se trata de un problema tan habitual que casi todo el mundo lo ha padecido en algún momento. Sostener en brazos a un niño que no se está quieto o mover un objeto pesado puede causar lesiones en una espalda poco fuerte. Si ha padecido usted problemas en ella, consulte antes a su médico y empiece por el ejercicio alternativo con los brazos apoyados que se indica bajo estas líneas.

Progresión

Empiece levantándose 5 cm y progrese hasta 10 cm.
Para aumentar la dificultad, colóquese un pequeño peso plano sobre los hombros. (El límite de seguridad es de 7 kg.)

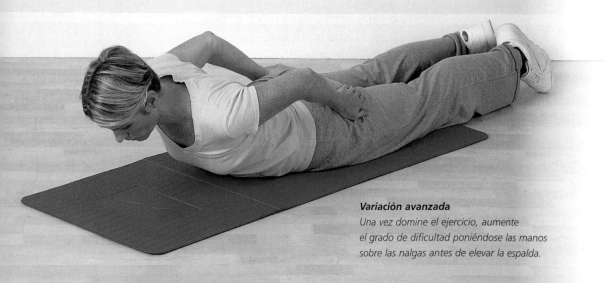

Variación avanzada
Una vez domine el ejercicio, aumente el grado de dificultad poniéndose las manos sobre las nalgas antes de elevar la espalda.

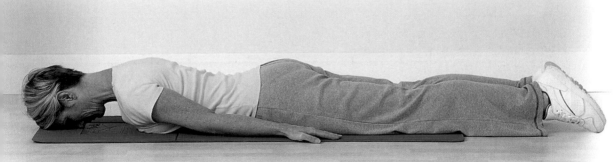

1 Tiéndase boca abajo en el suelo, con las piernas juntas, los brazos a ambos lados y las palmas de las manos tocando el suelo. Compruebe su inclinación pélvica.

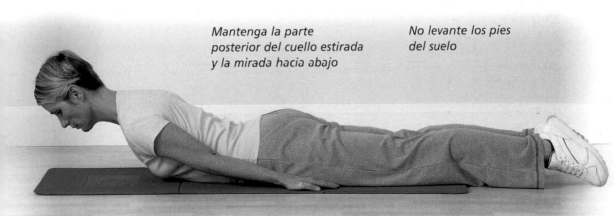

Mantenga la parte posterior del cuello estirada y la mirada hacia abajo

No levante los pies del suelo

2 Estire la columna y levante del suelo los hombros, la espalda y la cabeza. Cuente lentamente hasta 5 mientras eleva la espalda, y repita esa misma cuenta al bajarla. Descanse y cuente hasta 5 antes de repetir. Para aumentar la dificultad, levante ligeramente las manos del suelo.

Variaciones

Empiece colocando las manos boca abajo a la altura de la frente, con los codos cómodamente doblados a ambos lados. Suba y baje como en el ejercicio principal.

Posteriormente, coloque las manos boca abajo delante de usted, con los codos bajo los hombros, como si fuese un león. Suba y baje como antes.

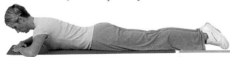

Elevación con brazos extendidos

Objetivo

Fortalecer los músculos que soportan la columna y la parte posterior de las caderas, los muslos, los hombros y los brazos, y reducir el riesgo de fractura vertebral.

Este ejercicio trabaja muchos músculos, especialmente los que se hallan a lo largo de la columna. Es una progresión del ejercicio «elevación de espalda» (véase pág. 44) y «elevación de pierna» (véase pág. 48), y sólo debe practicarlo cuando se sienta cómoda realizando la «elevación de espalda». Mejorará la flexibilidad de sus hombros y fortalecerá los músculos que protegen las articulaciones de esa zona. Ayuda a prevenir los «hombros paralizados», una afección dolorosa habitual en mujeres de edad avanzada. Además, genera una agradable sensación de tener el cuerpo en línea de pies a cabeza, al tiempo que mejora la conciencia sobre el propio cuerpo y el control postural.

Progresión

Una vez domine la «elevación con brazos extendidos», levante el brazo y la pierna más arriba hasta un máximo de 10 cm.

Variación avanzada
Aumente la dificultad moviendo lentamente y de forma controlada ambos brazos en círculos. Al igual que en el ejercicio «elevación de espalda», cuente hasta 5 mientras completa el movimiento circular.

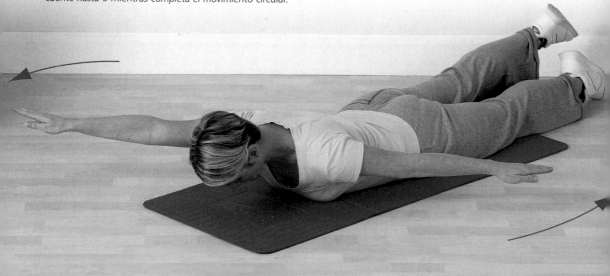

*Debe mantener la parte
posterior del cuello estirada,
la barbilla hacia dentro
y los hombros relajados*

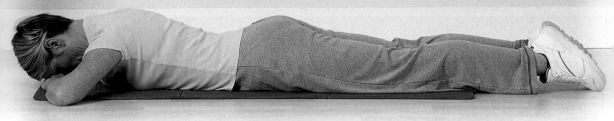

1 Tiéndase boca abajo con las manos cruzadas bajo la frente. Compruebe su inclinación pélvica y tense los abdominales.

2 Deslice una mano hacia delante sobre el suelo. Estire la pierna contraria hacia atrás.

*No arquee la espalda
y mire hacia el suelo*

*Estire la pierna
al elevarla*

*El otro pie debe
permanecer en contacto
con el suelo*

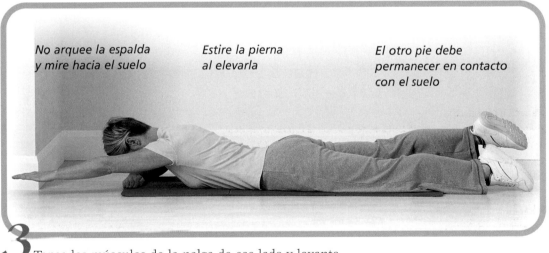

3 Tense los músculos de la nalga de ese lado y levante la pierna unos 5 cm sobre el suelo. Manteniendo esta posición, estire y levante el brazo extendido unos 3 cm. Cuente hasta 3 mientras sube, aguante y cuente hasta 5 mientras baja. Repítalo con el otro lado.

Elevar la pierna

Objetivo

Mejorar la densidad mineral ósea (DMO) y el margen de movimiento de las caderas y de la columna. Asimismo, ayuda a fortalecer la zona lumbar, las nalgas y la parte posterior de los muslos.

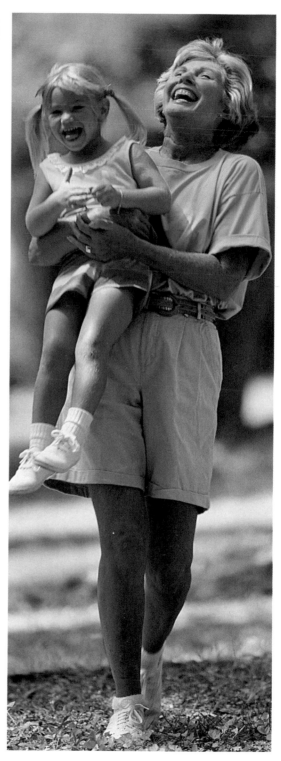

Este ejercicio trabaja la zona lumbar, las nalgas y la parte posterior de los muslos (los isquiotibiales). Al levantar la pierna, los músculos se contraen y ejercen una tracción sobre los huesos de la columna y de las caderas, lo que estimula la DMO. Asimismo, es un ejercicio excelente para fortalecer la zona lumbar, aumentar el apoyo de la parte inferior de la columna y reducir el riesgo de dolor lumbar. También reafirma los músculos de las nalgas y crea una figura más esbelta. Estos músculos se utilizan en todas las actividades que implican cargar con un peso, pero sólo se ven obligados a desplegar todo su potencial durante actividades enérgicas como correr cuesta arriba o subir rápidamente por unas escaleras.

Progresión

Cuando domine el ejercicio, aumente la dificultad poniéndose unas tobilleras lastradas.

Precaución

★ Si nota dolor en la zona lumbar durante el ejercicio, póngase una toalla doblada bajo las caderas para estabilizar la pelvis y reducir la curva de la zona lumbar. Si el dolor persiste, omita este ejercicio y consulte a su médico.

Una vida activa *Al sostener a un niño en brazos utilizamos una gran variedad de músculos, incluidos los de la zona lumbar. Mantenerlos fuertes nos permite llevar una vida activa y minimiza el riesgo de lesiones.*

1 Tiéndase boca abajo con las piernas juntas y las manos cruzadas bajo la frente. Compruebe su inclinación pélvica y tense los abdominales.

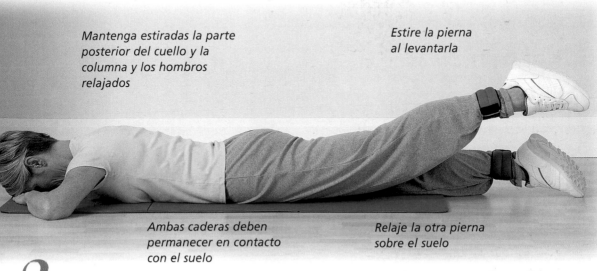

Mantenga estiradas la parte posterior del cuello y la columna y los hombros relajados

Estire la pierna al levantarla

Ambas caderas deben permanecer en contacto con el suelo

Relaje la otra pierna sobre el suelo

2 Estire una pierna hacia atrás sobre el suelo, tense los músculos de la nalga de ese lado y, manteniendo las caderas en contacto con el suelo, levante la pierna unos 3 cm. Estírela y levántela otros 3 cm, y luego bájela. Cuente hasta 3 al subir, aguante y cuente hasta 3 al bajar. Descanse y repítalo con la otra pierna.

Error común

★ No levante la pierna hasta el punto de que la cadera se separe del suelo, puesto que podría ejercer una tensión excesiva sobre la espalda.

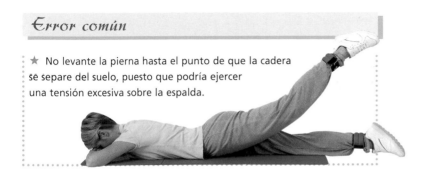

Elevación lateral de pierna

Objetivo

Aumentar la densidad mineral ósea (DMO) de las caderas. Asimismo, fortalece los músculos de la parte externa de las caderas y de los muslos.

E ste ejercicio trabaja los músculos de la parte externa del muslo (los abductores), que se hallan entre la parte superior del fémur y los bordes externos de la pelvis. Estos músculos se utilizan al dar un paso hacia un lado, pero raramente se emplean en todo su potencial. Si se hacen trabajar contra una resistencia, se estimula el hueso que recubren.

Progresión

Empiece sin pesas y con las rodillas flexionadas. Póngase un peso ligero en el muslo para progresar y luego desplácelo al tobillo para aumentar aún más la resistencia.

Precaución

★ Si lleva usted una cadera artificial, empiece y termine con las rodillas flexionadas y con un cojín entre los muslos.

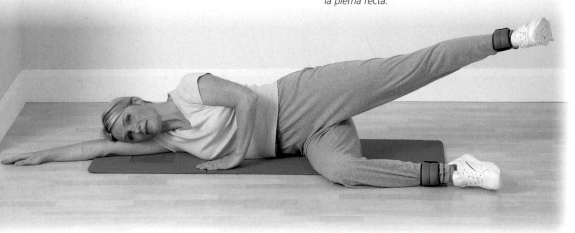

Variación avanzada
Aumente la dificultad levantando la pierna recta.

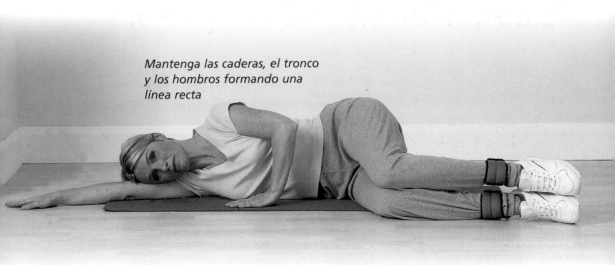

*Mantenga las caderas, el tronco
y los hombros formando una
línea recta*

1 Tiéndase sobre el costado con las rodillas y las caderas
formando un ángulo recto y llevando unas tobilleras lastradas.
Apoye la cabeza en el brazo extendido o en una almohada
para estar más cómoda. Coloque la otra mano sobre la esterilla,
delante del pecho. Observe su inclinación pélvica y tense
los abdominales.

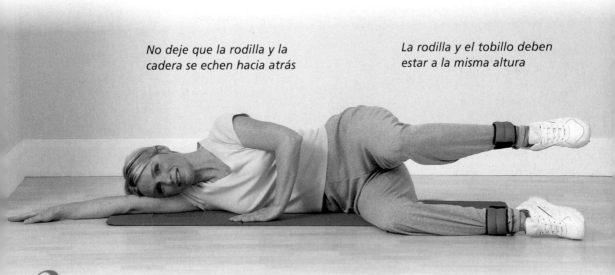

*No deje que la rodilla y la
cadera se echen hacia atrás*

*La rodilla y el tobillo deben
estar a la misma altura*

2 Manteniendo la rodilla y el pie mirando hacia delante
y ligeramente hacia abajo, levante la pierna superior unos
10 cm. Cuente hasta 3 al subir, aguante y cuente hasta 3
al bajar. Descanse y repítalo. Vuélvase hacia el otro lado
y repítalo con la otra pierna.

Presión de muslos

Objetivo

Aumentar la densidad mineral ósea de las caderas. Asimismo, fortalece los músculos de la parte interior de los muslos.

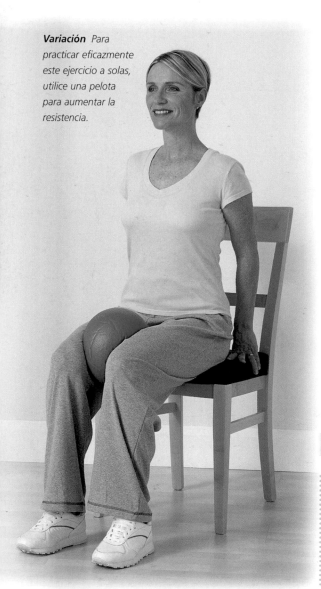

Variación Para practicar eficazmente este ejercicio a solas, utilice una pelota para aumentar la resistencia.

Este ejercicio trabaja los músculos de la cara interior de los muslos (aductores), que sirven para juntar las piernas. Estos músculos se utilizan al montar a caballo o al nadar en braza, pero en general la aducción de las caderas es una actividad poco habitual en la vida cotidiana. Ejercitando estos músculos se ejerce una carga poco habitual sobre el esqueleto, lo que ayuda a mejorar la densidad ósea de la cadera.

Si bien la natación es una actividad sana, la fuerza que se despliega en ella no es lo suficientemente intensa para estimular los huesos. Ello es debido a que el agua cede cuando pateamos. Para cargar los huesos es necesario trabajar contra una resistencia superior. Una pelota de resistencia es ideal, pero, a ser posible, es más divertido y eficaz trabajar con otra persona. Es importante que ésta tenga una envergadura y una fuerza similares a las nuestras. La ventaja es que mientras una trabaja los aductores, la otra trabaja los abductores (los músculos de la cara externa de los muslos), y viceversa cuando se intercambian las posiciones.

Progresión

Sencillamente, apriete tan fuerte como pueda.

Precaución

★ Si nota dolor en el pubis o en la zona lumbar, compruebe su inclinación pélvica y aléjese un poco de la otra persona. Si el dolor persiste, intente hacer el ejercicio usted sola con una pelota de resistencia.

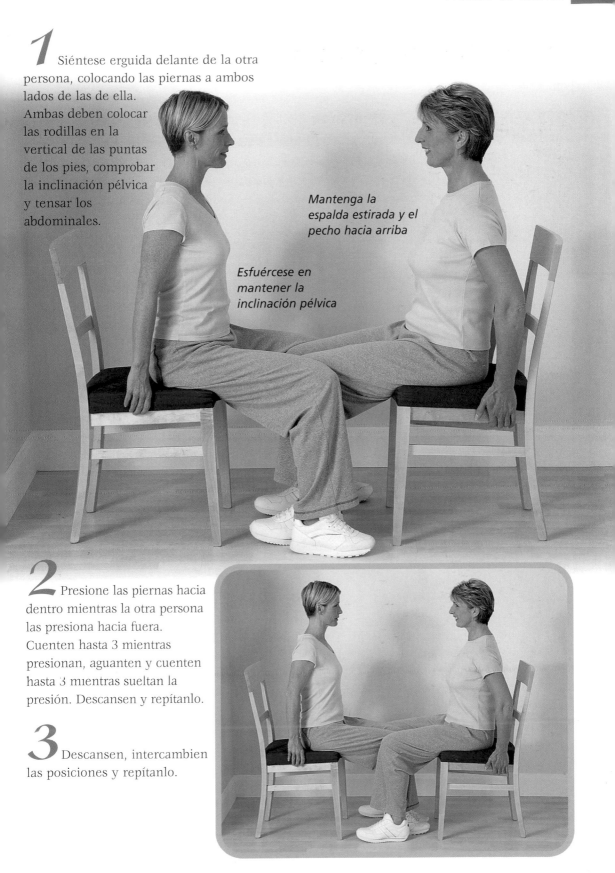

1 Siéntese erguida delante de la otra persona, colocando las piernas a ambos lados de las de ella. Ambas deben colocar las rodillas en la vertical de las puntas de los pies, comprobar la inclinación pélvica y tensar los abdominales.

Mantenga la espalda estirada y el pecho hacia arriba

Esfuércese en mantener la inclinación pélvica

2 Presione las piernas hacia dentro mientras la otra persona las presiona hacia fuera. Cuenten hasta 3 mientras presionan, aguanten y cuenten hasta 3 mientras sueltan la presión. Descansen y repítanlo.

3 Descansen, intercambien las posiciones y repítanlo.

Presión de pierna

Objetivo

Cargar los huesos de la pelvis
y fortalecer los músculos de
la parte anterior y posterior
de las caderas, de los muslos
y de las rodillas.

Precaución

★ Si tiene problemas en
las rodillas, procure no
bloquearlas.

★ No levante el muslo hasta
el pecho, si lleva una cadera
artificial; empiece con la rodilla
a la altura de las caderas.

Este ejercicio trabaja los músculos que estiran las caderas, incluidos los cuádriceps, por lo que ayuda a aumentar la DMO en esas zonas. Son los músculos que usamos al levantarnos de una silla o al subir escaleras. Las actividades como el *footing* y saltar también cargan estos músculos y mejoran la DMO.

Es difícil ejercer una presión suficiente sobre este grupo de músculos en un ejercicio para hacer en casa, ya que son necesarios ambos brazos para aplicar la resistencia requerida para una pierna. Si le resulta fácil tirar de la banda más fuerte, utilice una máquina de pesas de un gimnasio para conseguir la resistencia adecuada. Le sorprenderá la fuerza con la que puede empujar con las piernas; estos músculos pueden resistir por lo menos cinco veces el peso corporal, por ejemplo, cuando saltamos (véase pág. 88).

Progresión

Puede progresar utilizando bandas cada vez más fuertes, doblando la banda o atándola al respaldo de una silla en vez de sostenerla por los extremos.

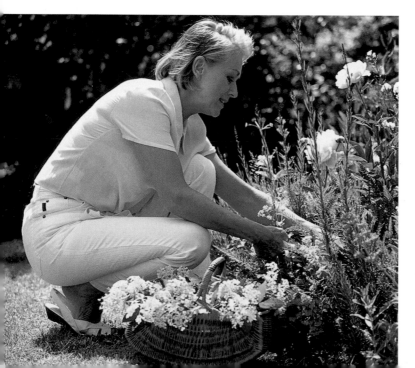

Recoger flores *Existen muchas tareas cotidianas para las que tenemos que ponernos en cuclillas. Cuando nos ponemos de pie, utilizamos una vigorosa presión de piernas.*

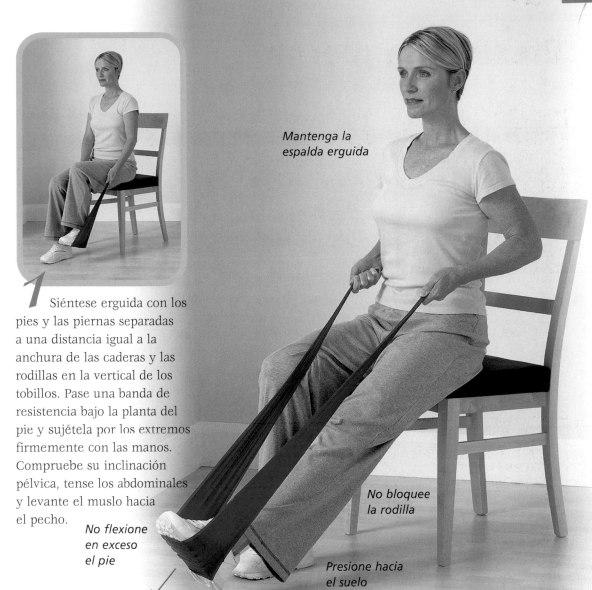

Mantenga la espalda erguida

1 Siéntese erguida con los pies y las piernas separadas a una distancia igual a la anchura de las caderas y las rodillas en la vertical de los tobillos. Pase una banda de resistencia bajo la planta del pie y sujétela por los extremos firmemente con las manos. Compruebe su inclinación pélvica, tense los abdominales y levante el muslo hacia el pecho.

No flexione en exceso el pie

No bloquee la rodilla

Presione hacia el suelo

2 Tense la banda tirando de ella con las manos hacia las caderas. Manteniendo la posición de las manos, presione el pie contra la banda hasta que la pierna le quede recta. Cuente hasta 3 al estirar la pierna, descanse y cuente hasta 3 mientras la relaja. Descanse brevemente y repítalo. Póngase la banda en el otro pie y empiece otra vez.

Variación

Si le resulta incómodo sostener la banda con las manos, átela al respaldo de la silla.

Error común

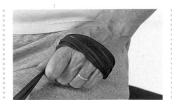

★ No se ate la banda a la mano.

Flexión de pierna

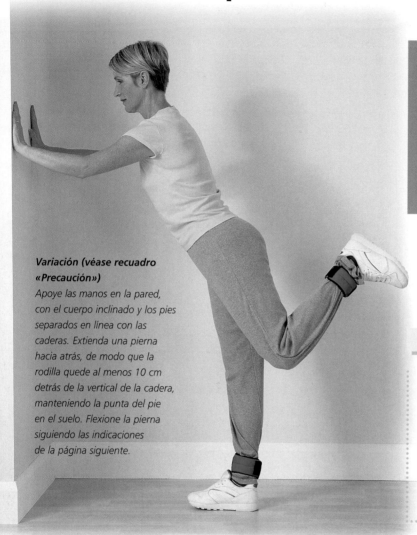

Objetivo

Aumentar la densidad mineral ósea (DMO) de las caderas y fortalecer los músculos de la parte posterior de los muslos.

Variación (véase recuadro «Precaución»)

Apoye las manos en la pared, con el cuerpo inclinado y los pies separados en línea con las caderas. Extienda una pierna hacia atrás, de modo que la rodilla quede al menos 10 cm detrás de la vertical de la cadera, manteniendo la punta del pie en el suelo. Flexione la pierna siguiendo las indicaciones de la página siguiente.

Precaución

★ Si nota cualquier molestia en las articulaciones, en el cuello o en la cabeza, o si no es capaz de ponerse a gatas, practique la variación de pie.

★ Practique la variación de pie, si ha pasado la menopausia.

Este ejercicio trabaja los grandes músculos de la parte posterior del muslo (los isquiotibiales) que estiran la cadera y flexionan las rodillas.

Los isquiotibiales pueden desplegar una gran potencia, pero suelen ser más débiles de lo que tendrían que ser en comparación con el grupo muscular contrario, los cuádriceps. Los isquiotibiales se emplean en actividades cotidianas como subir escaleras y en muchos deportes, pero requieren una resistencia añadida para fortalecerse y cargar los huesos. Este ejercicio sólo carga eficazmente los huesos si se emplean tobilleras lastradas.

Progresión

Use una tobillera ligera hasta dominar el ejercicio y luego aumente el peso y la elevación de la pierna hasta un límite de 8 cm. (El límite de seguridad es de 9 kg.)

1 Póngase a gatas con las piernas separadas a una distancia igual a la anchura de las caderas. Doble los codos por debajo de los hombros, con los antebrazos y las manos reposando sobre el suelo. Compruebe su inclinación pélvica, tense los abdominales y deslice una pierna hacia atrás. Flexione el pie y levántelo unos 3 cm. Estire la pierna.

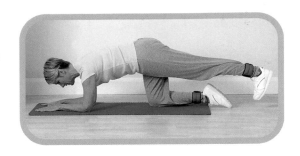

2 Levante la pierna extendida hasta que la rodilla le quede sólo por encima del nivel de las caderas, y luego gire la pantorrilla hacia dentro contando hasta 3, hasta que el tobillo le quede ligeramente por encima de la rodilla.

Mantenga el talón en línea con la rodilla y la cadera

El pie debe permanecer flexionado

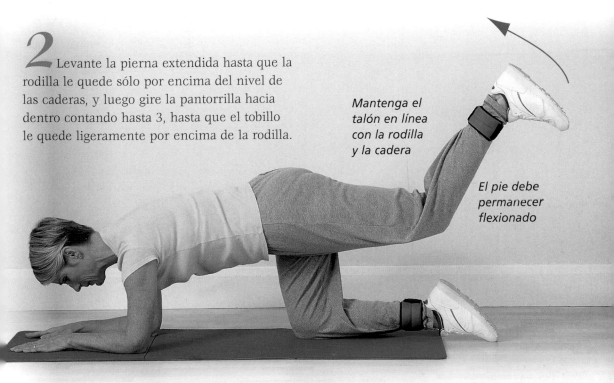

3 Sin arquear la espalda, levante la pierna unos 3 cm, aguante y bájela de forma controlada contando hasta 3. Descanse y repítalo. Repítalo luego con la otra pierna.

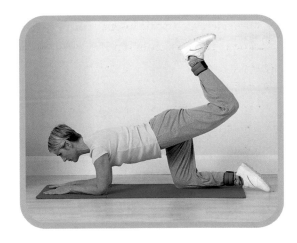

Elevación de pierna recta

Este ejercicio trabaja los cuádriceps del muslo que cruzan tanto la parte frontal de la cadera (flexores de la cadera) como la parte frontal de las rodillas (extensores de la rodilla). Son unos músculos potentes que empleamos posiblemente en todas las actividades que conllevan cargar algún peso. Es el grupo de músculos más importante para montar en bicicleta o patear. Este ejercicio hace trabajar los cuatros músculos del cuádriceps en todo su potencial y carga la cadera. Asimismo, es excelente para reducir la inestabilidad e incomodidad provocadas por una alineación incorrecta de las articulaciones de la rodilla. Mantener fuertes estos músculos

> ### Objetivo
>
> Aumentar la densidad mineral ósea (DMO) de las caderas, fortalecer los muslos y estabilizar las rodillas.

es importante para llegar a la vejez con independencia.

Para sacar el máximo provecho al ejercicio, es importante realizarlo de forma controlada y progresando paso a paso.

Progresión

Incorpore una tobillera lastrada cuando domine el ejercicio. Para aumentar aún más la dificultad, levante el talón unos 10 cm. No lo levante por encima del otro muslo. Asimismo, puede aumentar el peso de la tobillera.

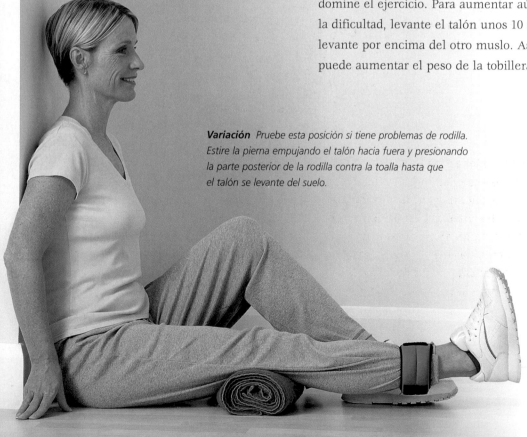

Variación *Pruebe esta posición si tiene problemas de rodilla. Estire la pierna empujando el talón hacia fuera y presionando la parte posterior de la rodilla contra la toalla hasta que el talón se levante del suelo.*

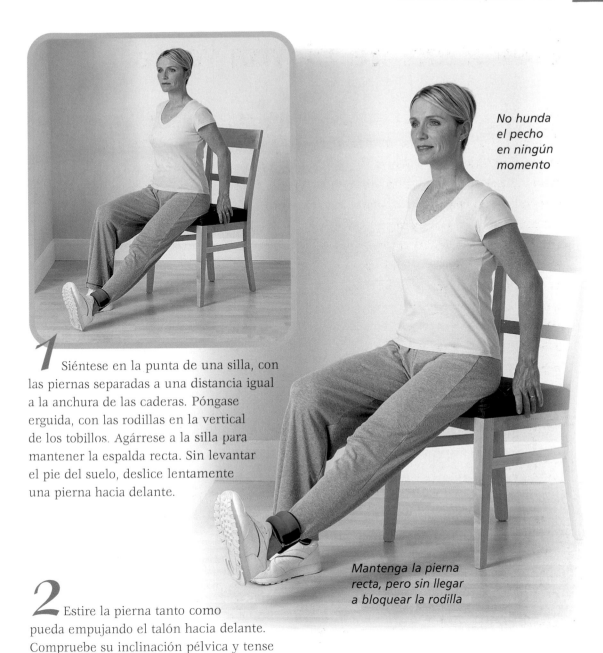

No hunda el pecho en ningún momento

Mantenga la pierna recta, pero sin llegar a bloquear la rodilla

1 Siéntese en la punta de una silla, con las piernas separadas a una distancia igual a la anchura de las caderas. Póngase erguida, con las rodillas en la vertical de los tobillos. Agárrese a la silla para mantener la espalda recta. Sin levantar el pie del suelo, deslice lentamente una pierna hacia delante.

2 Estire la pierna tanto como pueda empujando el talón hacia delante. Compruebe su inclinación pélvica y tense los abdominales y los músculos del muslo. Levante lentamente el pie unos 5 cm mientras cuenta hasta 3 y luego bájelo de forma controlada contando hasta 3. Descanse y repítalo con la otra pierna.

Precaución

★ Si nota cualquier dolor o molestia en la espalda o en las rodillas durante el ejercicio, compruebe la inclinación pélvica, los abdominales y la alineación de las piernas. Si el problema persiste, deje este ejercicio y acuda a su médico.

★ Evite la tentación de levantar excesivamente la pierna o utilizar demasiado pronto unas tobilleras lastradas.

Elevación de muslo

Este ejercicio trabaja varios músculos que doblan la articulación de la cadera, si bien el más importante para cargar los huesos es el psoas, que va desde el fémur hasta la zona lumbar de la columna. Este ejercicio ha demostrado ser eficaz por sí solo, sin practicarlo dentro de una serie; aunque es habitual evaluar al menos seis ejercicios de pesas juntos. Realizada al menos tres veces a la semana con un peso de 5 kg en la parte media del muslo, esta elevación ha demostrado mantener la DMO en mujeres posmenopáusicas.

Estos músculos se ejercitan un poco al levantar el pie para subir al autobús, y mucho cuando nos inclinamos hacia atrás sentados sin ningún apoyo.

Progresión

Practique el ejercicio hasta que lo domine sin más peso que el de la pierna y luego colóquese un peso ligero alrededor del muslo, como en la fotografía, y levante la pierna sólo 3 cm. Posteriormente, elévela 3 cm más procurando que no se le hundan ni la zona lumbar ni el pecho. Para aumentar la dificultad, coloque el peso más cerca de la rodilla y luego increméntelo.

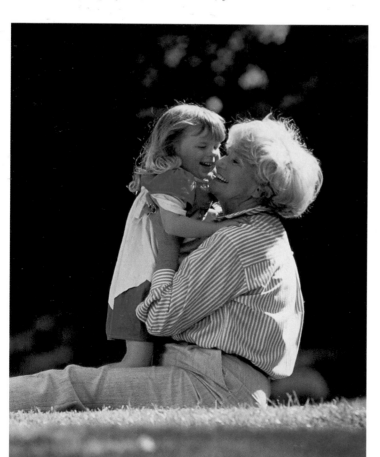

Objetivo

Aumentar la densidad mineral ósea (DMO) de la zona lumbar y fortalecer los músculos de la parte frontal de las caderas y de los muslos.

Una vida activa Incluso las actividades sencillas de cada día requieren fuerza. Esta mujer requiere unos músculos fuertes en las caderas y en los muslos para resistir el peso de la niña y el de su propio tronco.

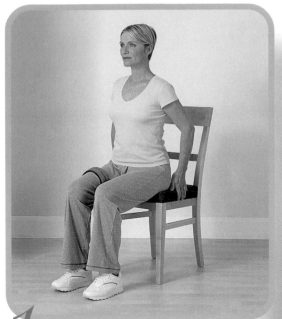

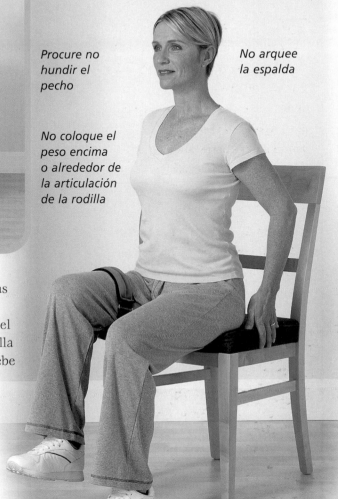

*Procure no
hundir el
pecho*

*No arquee
la espalda*

*No coloque el
peso encima
o alrededor de
la articulación
de la rodilla*

1 Siéntese en la punta de la silla con los pies separados en línea con las caderas y las rodillas en la vertical de los tobillos. Colóquese un peso en la parte superior del muslo. Póngase erguida y agárrese a la silla para mantener la espalda recta. Compruebe su inclinación pélvica y tense los abdominales.

2 Tense los músculos del muslo lastrado como si quisiera levantar la pierna. Presione contra el suelo con el pie de apoyo. Vuelva a tensar los abdominales y levante el muslo lastrado unos 5 cm. Cuente hasta 3 mientras lo levanta, aguante y cuente hasta 3 mientras lo baja. Descanse y repítalo con la otra pierna.

Precaución

★ Si tras este ejercicio nota cualquier dolor en la espalda, en las caderas o en las rodillas, más allá de un ligero agarrotamiento, pruebe a hacerlo sin pesas. Si el dolor persiste, consulte a su médico.

★ No levante la pierna por encima del nivel indicado.

Flexión de muñeca

Objetivo

*Aumentar la densidad mineral ósea (DMO)
de las muñecas y fortalecer los músculos de
las muñecas y los antebrazos.*

La mayoría de las mujeres tienen los brazos débiles en comparación con las piernas, por lo que vale la pena ejercitar la parte superior del cuerpo. La muñeca es especialmente propensa a sufrir fracturas osteoporóticas, y es por ello que los siguientes ejercicios se centran en aumentar la DMO de la muñeca. La «flexión de muñeca» trabaja los músculos de esta zona. Para identificarlos, sujétese con cuidado un antebrazo con la otra mano. Si cierra el puño de la mano del brazo que sostiene, notará cómo se contraen los músculos del antebrazo. Son los que nos permiten agarrar y abrir las tapas de los botes de conserva.

La muñeca es una articulación extremadamente flexible que permite que la mano se mueva en los tres planos, igual que una lámpara de pie articulable. Los músculos del antebrazo tiran de los huesos de la muñeca cuando levantamos la pesa y la fuerza es aún mayor al bajarla, ya que tienen que controlar la acción de la gravedad.

Progresión

Practique el ejercicio con una pesa ligera hasta dominarlo, y aumente la dificultad aumentando el peso. (El límite de seguridad es de 5 kg en cada mano.)

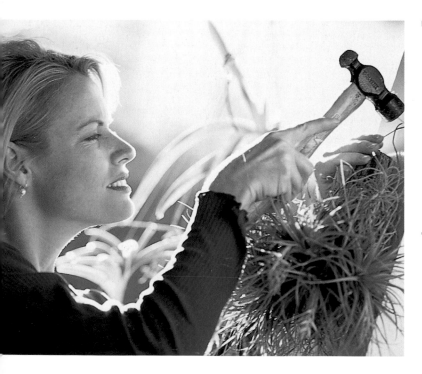

Variación

*Puede realizar ambos ejercicios
con las dos manos a la vez
siempre que encuentre una
superficie adecuada, como
una tabla o mesa estrecha que
le llegue a la cintura y que le
permita mantener la espalda
erguida y los antebrazos
apoyados.*

Cargar los huesos de la muñeca
*Martillear implica una flexión de la
muñeca en una posición diferente;
además, el impacto probablemente
ayude a cargar los huesos de la muñeca.*

1 Siéntese en la punta de la silla con los pies separados a una distancia igual a la anchura de las caderas y las rodillas en la vertical de los tobillos. Agarre la pesa por debajo, con la muñeca horizontal y en línea con el codo. Sosténgase el antebrazo con la otra mano apoyada en el muslo. Inclínese ligeramente hacia delante.

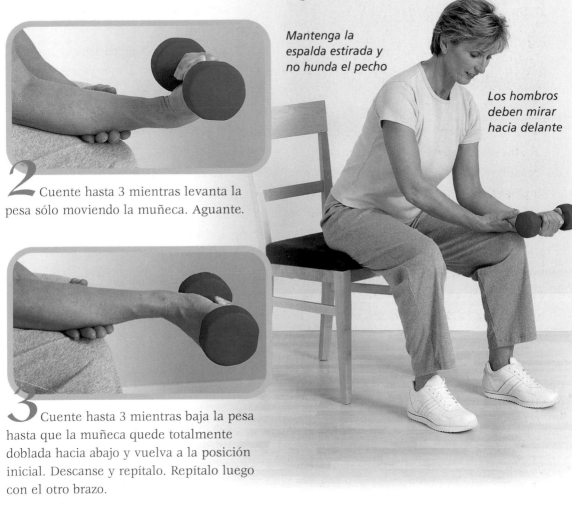

Mantenga la espalda estirada y no hunda el pecho

Los hombros deben mirar hacia delante

2 Cuente hasta 3 mientras levanta la pesa sólo moviendo la muñeca. Aguante.

3 Cuente hasta 3 mientras baja la pesa hasta que la muñeca quede totalmente doblada hacia abajo y vuelva a la posición inicial. Descanse y repítalo. Repítalo luego con el otro brazo.

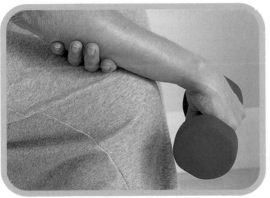

4 Dé la vuelta al antebrazo y repita el ejercicio sujetando la pesa por encima.

Precaución

★ Si nota dolor al final del movimiento hacia arriba o hacia abajo, es que ha superado su margen natural.

Flexión de brazo

Objetivo

Aumentar la densidad mineral ósea (DMO) de las muñecas y fortalecer los músculos de la parte frontal de los brazos.

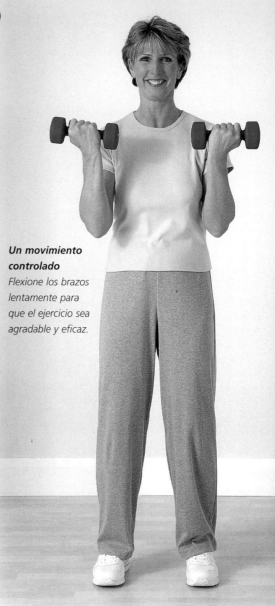

Un movimiento controlado

Flexione los brazos lentamente para que el ejercicio sea agradable y eficaz.

Este ejercicio, que suele denominarse «flexión de bíceps», trabaja este músculo que está situado en la parte frontal del brazo. Es el músculo que la gente toca para comprobar la fuerza de una persona. Está unido al radio y al húmero.

En este ejercicio, los bíceps doblan las articulaciones de los codos y luego vuelven a ponerlas rectas resistiendo la fuerza de la gravedad que actúa sobre las pesas. Estas flexiones reafirmarán sus bíceps y darán a sus brazos un buen tono muscular, sin llegar a dejarlos demasiado hinchados. Al ganar fuerza muscular, le será más fácil cargar peso. Este ejercicio le ayudará a mejorar la DMO de las muñecas, ya que éstas también intervienen en la flexión.

Progresión

Si este ejercicio le resulta difícil, hágalo con un solo brazo cada vez. Practique la técnica con un peso ligero y auméntelo progresivamente. (El límite de seguridad es de 9 kg en cada mano.)

Precaución

★ Durante este ejercicio las muñecas no deben moverse. Si le cuesta mantenerlas inmóviles, use una pesa más ligera.

★ No bloquee los codos al bajar la pesa ni llegue a tocarse los hombros al subirla.

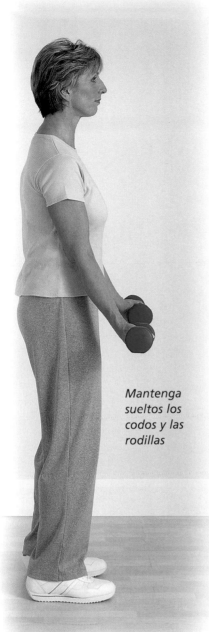

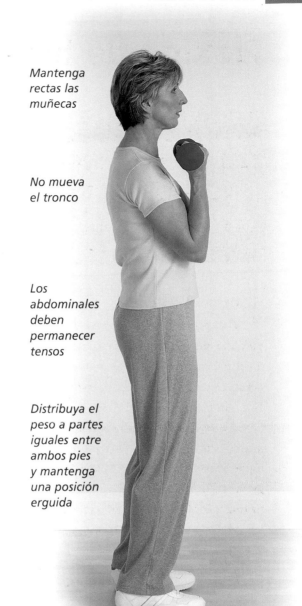

Mantenga
rectas las
muñecas

No mueva
el tronco

Los
abdominales
deben
permanecer
tensos

Distribuya el
peso a partes
iguales entre
ambos pies
y mantenga
una posición
erguida

Mantenga
sueltos los
codos y las
rodillas

1 Póngase de pie con los pies separados en línea con las caderas y las rodillas ligeramente flexionadas. Separe los brazos a una distancia un poco mayor a la anchura de los hombros. Agarre las pesas por debajo, con las palmas de las manos mirando hacia delante. Compruebe su inclinación pélvica, tense los abdominales, presione los hombros hacia atrás y hacia abajo y estire los brazos.

2 Flexione los brazos hacia los hombros. Cuente hasta 3 mientras sube, aguante y cuente hasta 3 al bajar. Descanse y repítalo.

Error común

★ No se eche hacia atrás al levantar los brazos, ni balancee la pesa hacia arriba. Concéntrese en mantener el cuerpo firme e inmóvil mientras sube y baja los brazos.

Presión de brazos

Objetivo

Aumentar la densidad mineral ósea (DMO) de las muñecas y fortalecer los músculos de la parte posterior de los brazos y de la espalda.

Este ejercicio trabaja los músculos que van del pecho a la parte superior del brazo (pectorales) y los situados en la parte posterior del brazo (tríceps); además, hace trabajar los músculos de la muñeca, especialmente si se practica la variación en la que las manos se separan de la pared (véase apartado «Progresión»). Es como hacer flexiones en posición vertical, lo que es mucho más fácil que hacerlas en horizontal. Además de ser beneficioso para la DMO de las muñecas, el ejercicio ayuda a tonificar los músculos de la parte superior del tronco y a mejorar la silueta del busto. La zona de los tríceps, especialmente, puede quedar «colgante» al envejecer si no se ejercita.

En este ejercicio hay que mantener el cuerpo firme, lo que requiere concentración. Visualice su cuerpo como una tabla rígida de madera y deje que los brazos hagan todo el trabajo.

Progresión

Puede aumentar el impacto realizando la variación que aparece a la derecha. Empuje un poco más fuerte hasta que las manos se separen de la pared y luego vuelva a apoyarse con cuidado, amortiguando el impacto con las puntas, las palmas y las bases de las manos.

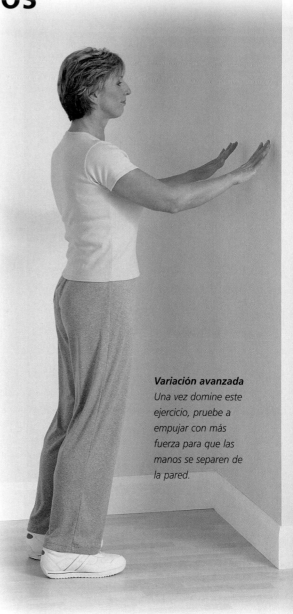

Variación avanzada
Una vez domine este ejercicio, pruebe a empujar con más fuerza para que las manos se separen de la pared.

Precaución

★ Si tiene una lesión de hombro, coloque las manos por debajo de la altura de los hombros.

★ Si padece artritis en los dedos, en los hombros o en el cuello, no realice la variación avanzada de esta página.

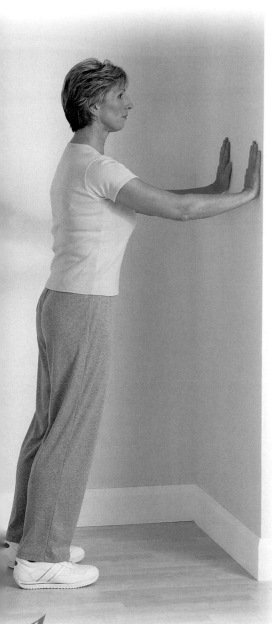

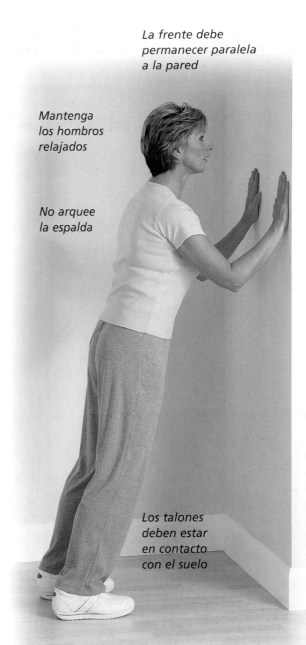

La frente debe permanecer paralela a la pared

Mantenga los hombros relajados

No arquee la espalda

Los talones deben estar en contacto con el suelo

1 Colóquese ante una pared con los pies separados en línea con las caderas. Apoye las manos en la pared, a la altura de los hombros. La separación entre los brazos debe ser igual a la anchura de los hombros, y los codos deben estar extendidos pero no bloqueados. Compruebe su inclinación pélvica y tense los abdominales.

2 Con la columna y el cuello estirados, doble los codos y baje el cuerpo hacia la pared. Presione contra ésta para volver a la posición inicial. Cuente hasta 3 al bajar, aguante y cuente hasta 3 para volver a subir. Descanse y repítalo.

Presión de hombros

Objetivo

*Aumentar la densidad mineral ósea (DMO)
de las muñecas y de la espalda y fortalecer
los músculos de los hombros.*

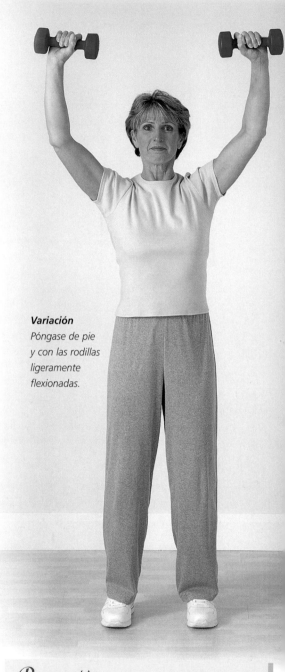

E ste ejercicio trabaja los músculos de la parte superior de la articulación de los hombros y los tríceps de la cara posterior de los brazos, y requiere un buen margen de movimiento de los hombros. Utilizamos estos músculos al colocar algo en una estantería alta. El ejercicio también trabaja los pectorales y los músculos de la parte superior de la espalda y de la columna, por lo que puede mejorar la DMO de la columna vertebral. La columna debe mantenerse firme como un mástil para sostener el peso de los brazos y de las pesas. Si no se observan las indicaciones del recuadro de «Precaución» (véase abajo) existe un riesgo elevado de sufrir una lesión de hombro.

Variación
*Póngase de pie
y con las rodillas
ligeramente
flexionadas.*

Progresión

Sea prudente y empiece con un peso ligero, aumentándolo progresivamente al adquirir más práctica (el límite de seguridad es de 7 kg en cada mano). Para variar, gire los antebrazos y las manos hacia dentro para realizar la elevación. La versión en posición sentada ayuda a estabilizar la zona lumbar y por tanto es más segura cuando el peso es mayor. No realice la variación de pie a menos que esté muy capacitada.

Precaución

★ Protéjase la espalda y los hombros presionando hacia arriba en vertical. No se incline hacia delante ni hacia atrás; mantenga los brazos paralelos a las orejas.

★ No se preocupe si le chasquean los hombros, siempre que no sea doloroso.

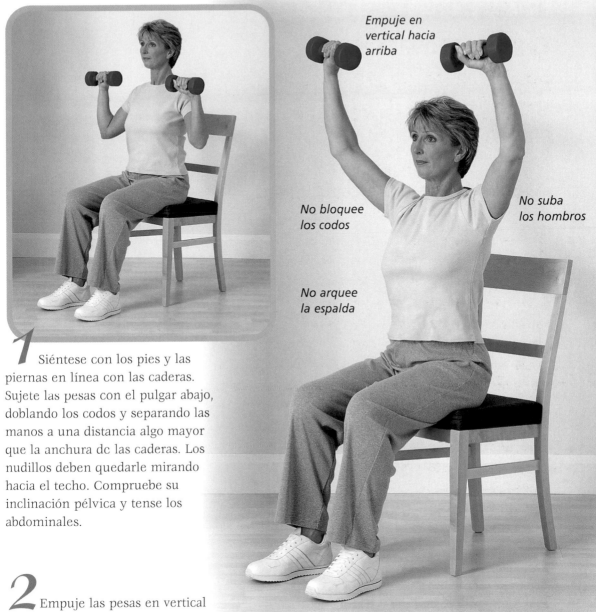

Empuje en
vertical hacia
arriba

No bloquee
los codos

No suba
los hombros

No arquee
la espalda

1 Siéntese con los pies y las
piernas en línea con las caderas.
Sujete las pesas con el pulgar abajo,
doblando los codos y separando las
manos a una distancia algo mayor
que la anchura dc las caderas. Los
nudillos deben quedarle mirando
hacia el techo. Compruebe su
inclinación pélvica y tense los
abdominales.

2 Empuje las pesas en vertical
hacia arriba hasta que los brazos le
queden estirados al máximo, pero
sin llegar a bloquearse. Cuente
hasta 3 al subir, aguante y cuente
nuevamente 3 al bajar hasta la
posición inicial. Descanse y
repítalo.

Error común

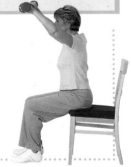

★ No eche los brazos hacia
delante, ya que se le cargará
la espalda.

★ Los brazos no deben
balancearse al subir o bajar.

Presión de pecho

Objetivo

Aumentar la DMO de las muñecas y de la columna y fortalecer los músculos del pecho, de los hombros y de la espalda.

Este ejercicio trabaja los músculos que extienden el antebrazo y muchos músculos de soporte de la espalda y del pecho, incluidos los pectorales. Los utilizamos al empujar objetos pesados, por ejemplo al cambiar los muebles de sitio o al empujar a un niño en un columpio. Este ejercicio reafirma el busto y ayuda a mejorar la DMO de la columna.

La acción del brazo es similar a la del ejercicio «presión de hombros», sólo que en este caso las fuerzas actúan en otra dirección, por lo que la carga de la columna es diferente. Exige menos esfuerzo a los músculos de soporte y puede realizarse aun cuando el margen de movimiento del hombro sea limitado.

Progresión

Incremente el peso para trabajar más los músculos. (El límite de seguridad es de 9 kg en cada mano.) Esta presión de pecho desde el suelo carga eficazmente las muñecas y la columna. Los beneficios para la columna son mayores si se utiliza un aparato de gimnasio para trabajar el pecho.

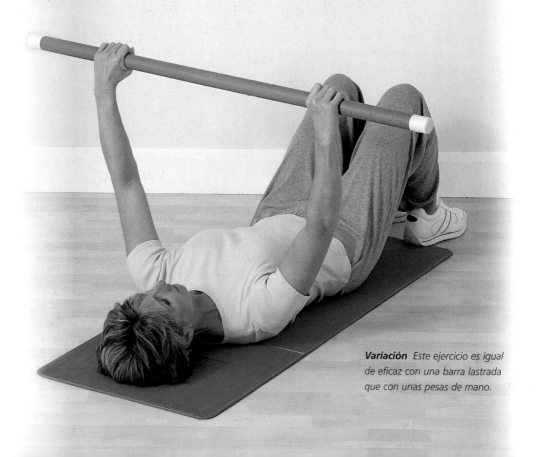

Variación *Este ejercicio es igual de eficaz con una barra lastrada que con unas pesas de mano.*

1 Tiéndase sobre una esterilla con las rodillas flexionadas, los pies y las piernas en línea con las caderas y los pies sobre el suelo. Agarre las pesas por encima, con las palmas hacia delante y los nudillos hacia el techo. Flexione los brazos y sepárelos a una distancia algo mayor que la anchura de las caderas. Compruebe su inclinación pélvica y tense los abdominales. Empuje las pesas hacia arriba, sin bloquear los codos, hasta llegar a la posición inicial.

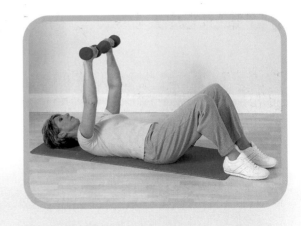

Mantenga las pesas en la vertical del pecho y no en la del cuello

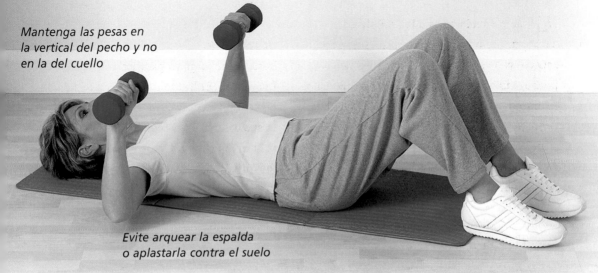

Evite arquear la espalda o aplastarla contra el suelo

2 Baje lentamente las pesas contando hasta 3, doblando los codos hasta que los brazos reposen sobre el suelo. Descanse, pero manteniendo la posición de brazos y de muñecas. Vuelva a levantar las pesas contando hasta 3. Aguante en la posición inicial y repítalo.

Variación

Si no puede tenderse en el suelo, puede realizar una eficaz presión de pecho sentada, utilizando una banda de resistencia en vez de las pesas.

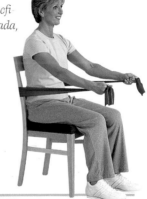

Precaución

★ Para realizar este ejercicio de forma segura, es muy importante prestar atención a la posición de la pesa.

★ Si se marea al levantarse del suelo, incorpórese lentamente.

A gatas

Objetivo

Aumentar la densidad mineral ósea (DMO) de las muñecas y fortalecer los músculos de las muñecas, de los antebrazos y de los hombros.

Este ejercicio carga más los brazos que las piernas. Trabaja mucho los músculos que intervienen en el ejercicio de «presión de brazos» (véase pág. 66), especialmente los pectorales, los tríceps y los flexores de la muñeca. La carga a la que se someten las muñecas, sin embargo, es mayor que en el ejercicio mencionado. Cuando nos ponemos a gatas, los antebrazos soportan casi la mitad del peso corporal. Desplazando las manos por el suelo puede variarse la dirección hacia la cual tiran los músculos de las muñecas para soportar el peso.

Este ejercicio, junto con los ejercicios «presión de brazos» y «presión, torsión y estiramiento de muñeca» (véase pág. 74) forma una serie de ejercicios para cargar los huesos de la muñeca en distintas direcciones. Los estudios han demostrado que la práctica de estos ejercicios tres veces a la semana mejora un 6 por ciento como mínimo la DMO de las muñecas en mujeres posmenopáusicas.

La muñeca se carga de forma similar al pasar un paño sobre una mesa, al limpiar una ventana o al empujar un cochecito. Empujar un cochecito probablemente consigue un efecto igual al de estos tres ejercicios, siempre que el niño pese más de 9 kg. Empujarlo cuesta arriba provoca una presión de muñeca, si lo empujamos cuesta abajo provoca un estiramiento de muñeca y si empujamos sobre un pavimento irregular provoca un efecto similar al siguiente ejercicio.

Precaución

★ Si nota cualquier dolor durante este ejercicio, omita el movimiento hacia delante, pero permanezca un rato a gatas. Si el dolor persiste, déjelo.

★ Si le duelen las muñecas a causa de este ejercicio, distribuya el peso corporal a partes iguales entre las manos y las rodillas. Si el dolor persiste, déjelo y practique más el ejercicio «flexión de muñeca» (véase pág. 62).

1 Póngase a gatas con las muñecas a la altura de los hombros y los dedos de las manos hacia delante. Separe ligeramente las rodillas y los pies. Las rodillas deben estar en línea con las caderas. Compruebe su inclinación pélvica y tense los abdominales. Avance ligeramente el tronco y las caderas para que la mayor parte del peso repose sobre las muñecas.

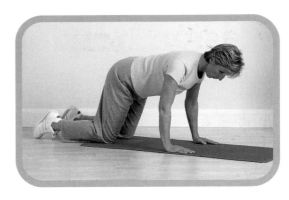

2 Con movimientos pequeños y controlados, avance con las manos tanto como pueda sin arquear la espalda ni mover los pies ni las rodillas. Aguante y luego vuelva las manos a la posición inicial. Descanse y repítalo.

La parte posterior del cuello debe estar estirada y en línea con la columna

No bloquee los codos

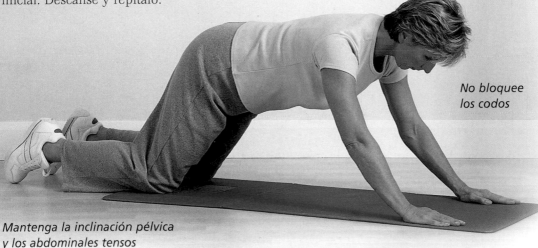

Mantenga la inclinación pélvica y los abdominales tensos

3 Desplace las manos hacia los lados, hasta donde pueda, manteniendo el cuerpo rígido. Aguante y vuelva las manos a la posición inicial. Descanse y repítalo.

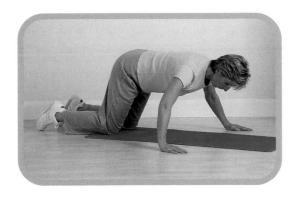

Presión, torsión y estiramiento de muñeca

E stos ejercicios trabajan los músculos que controlan el movimiento de las manos: los flexores y extensores de la muñeca. Necesitará contar con otra persona, preferiblemente de una talla similar a la de usted. Si tiene que recurrir a una persona de mayor envergadura, ésta deberá adaptar su fuerza a la de usted. Utilice una barra lisa de al menos 60 cm de longitud, por ejemplo una barra lastrada o el mango de una escoba. Si no encuentra ninguna barra, puede hacer pulsos con la otra persona en una mesa alta.

Este apartado consta de tres ejercicios: presión, torsión y estiramiento. En cada uno de ellos, la otra persona trabajará contra usted, por lo que generará una gran fuerza de resistencia. Usted notará esta fuerza por todo el cuerpo, lo que demuestra la gran cantidad de músculos que se trabajan.

Progresión

Ejerza tanta fuerza como pueda, contando hasta 3 al presionar, retorcer o tirar. Aguante durante un segundo antes de soltar la tensión.

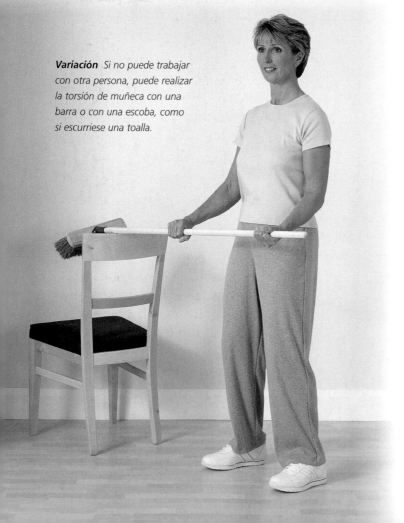

Variación *Si no puede trabajar con otra persona, puede realizar la torsión de muñeca con una barra o con una escoba, como si escurriese una toalla.*

Objetivo

Aumentar la densidad mineral ósea (DMO) de las muñecas. También se fortalecen los músculos del tronco, hombros y antebrazos.

Precaución

★ No intenten competir. La barra debe mantenerse equidistante entre ambas.

★ Si tiene artritis en las manos, no haga este ejercicio.

1 Inicio

Inicio Póngase delante de su compañera con los pies separados a una distancia algo superior a la anchura de las caderas y las rodillas flexionadas. Sostenga la barra con ambas manos, separadas en línea con los hombros. Con una mano sujétela por encima y con la otra por debajo. Compruebe su inclinación pélvica y tense los abdominales.

2 Presión

Presión Presione hacia arriba con la mano situada bajo la barra y hacia abajo con la otra, como si quisiera hacer girar la barra. La otra persona debe presionar en dirección contraria. Cambien la posición de las manos y repitan el ejercicio en la otra dirección. Descansen y repítanlo.

3 Torsión

Torsión Vuelvan a la posición inicial. Tuerza la barra, como si escurriese una toalla. Su compañera debe hacerlo en dirección contraria. Cambien la posición de las manos y repitan el ejercicio en la otra dirección. Descansen y repítanlo.

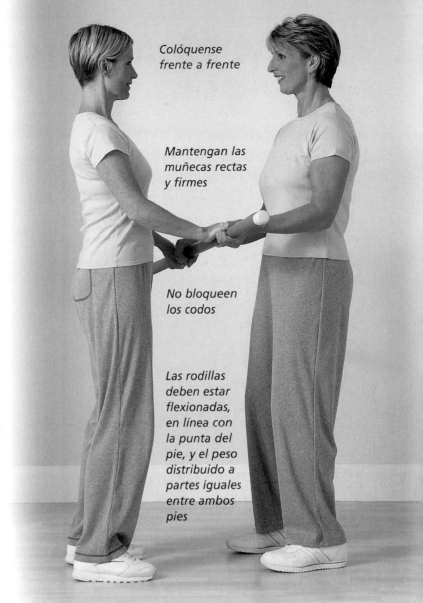

Colóquense frente a frente

Mantengan las muñecas rectas y firmes

No bloqueen los codos

Las rodillas deben estar flexionadas, en línea con la punta del pie, y el peso distribuido a partes iguales entre ambos pies

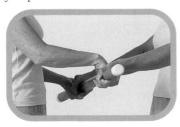

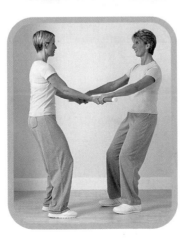

4 Estiramiento

Estiramiento Vuelvan a la posición inicial. Sostenga la barra por debajo, mientras su compañera la sujeta por encima. Tire de la barra hacia su cintura mientras la otra persona tira de ella en la dirección contraria. Sujete la barra por encima y repítanlo. Descansen y repítanlo nuevamente.

Elevación abdominal

Este ejercicio trabaja los músculos del vientre. Son unos músculos importantes, ya que soportan el tronco e, indirectamente, la espalda y la columna. Es necesario que estén fuertes para poder practicar los ejercicios de carga de los huesos de forma correcta; todas las fuerzas generadas por los brazos y las piernas se apoyan en el centro del cuerpo. Estos músculos son importantes para mantener una buena postura y una inclinación pélvica correcta. Unos abdominales fuertes crean una figura esbelta y reducen el riesgo de sufrir caídas. Cuando son débiles, permiten que la barriga salga hacia fuera y pueden provocar dolor de espalda. Concéntrese en tensar el triángulo de músculos que se extiende desde la cintura hasta el hueso púbico.

Objetivo

Fortalecer los abdominales. Este ejercicio garantiza un buen apoyo para la espalda, la posibilidad de hacer ejercicio sin riesgo y una mejor postura.

Ejercicio peligroso

★ Los anticuados abdominales clásicos deben evitarse, ya que aumentan el riesgo de padecer una fractura vertebral.

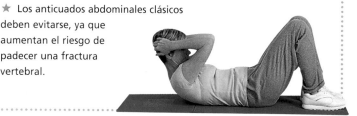

Variación avanzada *Cuando domine el ejercicio de la página siguiente, intente esta versión para aumentar la dificultad.*

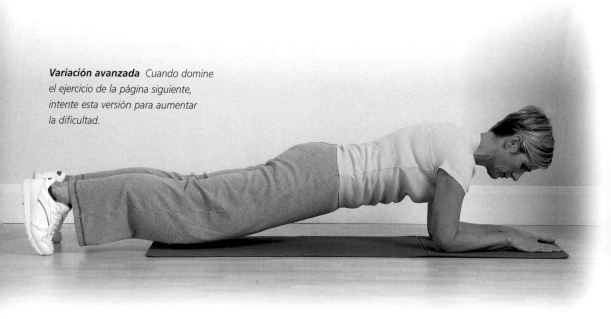

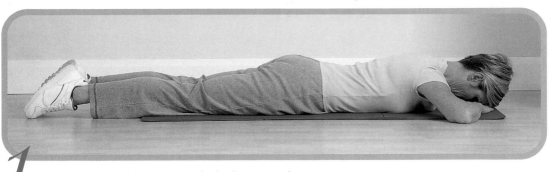

1 Tiéndase boca abajo apoyando la frente en las manos cruzadas. Separe las piernas unos 5 cm. Compruebe su inclinación pélvica.

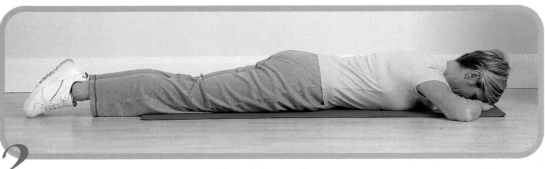

2 Inspire y, mientras espira, tense los abdominales y levante el ombligo del suelo. Aguante y vuelva a la posición inicial. Descanse y repítalo.

3 Para aumentar la dificultad, coloque los brazos, los codos y los hombros como se muestra en la fotografía. Levante del suelo el ombligo, los abdominales y las caderas. Procure no inclinar la pelvis. Espire mientras tensa los abdominales y los eleva. Aguante e inspire mientras relaja la tensión.

La parte posterior del cuello debe permanecer estirada y no debe subir los hombros

Relaje las nalgas

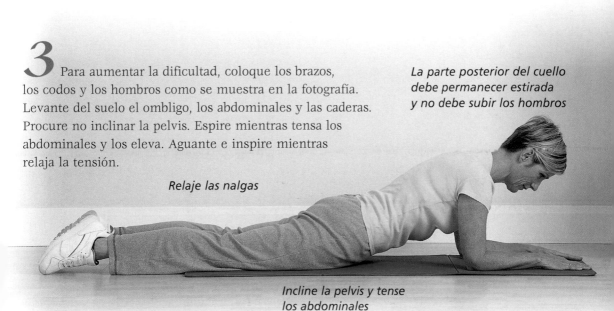

Incline la pelvis y tense los abdominales

Estiramientos de flexibilidad

Objetivo

Con el tiempo, estos estiramientos aumentarán su flexibilidad y reducirán el riesgo de sufrir lesiones en la vida cotidiana y en las actividades de ocio.

Después de cada programa de ejercicios, es esencial enfriarse haciendo estiramientos de flexibilidad, relajándose y realizando una breve sesión de ejercicios para reactivar la circulación. Éstos dejan los músculos calientes y flexibles, por lo que es un buen momento para mejorar la flexibilidad de las articulaciones. Empiece repitiendo los estiramientos de calentamiento (véanse págs. 30-35); ahora debe intentar estirar los músculos tanto como pueda de forma cómoda.

Incorpore los dos estiramientos descritos en este apartado, que proporcionan un mayor apoyo para los isquiotibiales y los músculos de la cara interna de los muslos. Es fundamental estirar estos músculos, que responden particularmente bien a los estiramientos más largos y progresivos. Aumente poco a poco la duración de los estiramientos de diez segundos a un minuto.

Para estirar de forma eficaz

★ Póngase otra prenda encima de la que lleve en la parte superior del cuerpo para retener el calor corporal y sentirse más cómoda.

★ Es importante hacer estos estiramientos más largos de forma progresiva.

★ Muévase lentamente y de forma controlada hasta que los músculos alcancen la posición totalmente estirada.

★ Aguante hasta que note que la tirantez desaparece.

★ A continuación, mientras espira, estire suavemente un poco más. Intente relajarse en el estiramiento.

★ Relaje cualquier tensión del resto del cuerpo, especialmente en los hombros.

★ Para finalizar, vuelva lentamente a la posición relajada.

Relájese y reactívese

★ Relájese durante unos minutos.

★ Tiéndase boca arriba con las rodillas ligeramente levantadas.

★ Tense y relaje los músculos para notar la diferencia en el rostro, en los hombros, en las manos, y hasta en los pies.

★ Estire todo el cuerpo para desperezarse.

★ Reactívese con los ejercicios para la circulación de la página 24.

Precaución

★ Nunca realice los estiramientos con un movimiento de rebote, ya que el músculo se tensará demasiado y puede lesionarse.

★ Permanezca sentada durante unos instantes tras realizar el estiramiento tendida. Levántese lentamente para evitar marearse.

Ejercicio peligroso

★ No intente tocarse las puntas de los pies con las piernas rectas para estirar la espalda y los isquiotibiales. Se trata de un ejercicio anticuado que aumenta el riesgo de sufrir lesiones de espalda y de ojos.

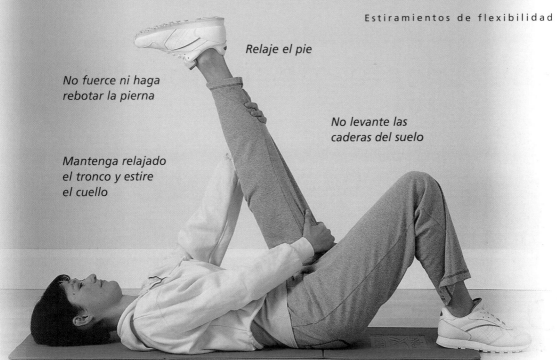

Relaje el pie

No fuerce ni haga rebotar la pierna

No levante las caderas del suelo

Mantenga relajado el tronco y estire el cuello

1 **Isquiotibiales** Tiéndase boca arriba con las rodillas flexionadas y los pies sobre el suelo. Compruebe su inclinación pélvica, tense los abdominales y, manteniendo las rodillas flexionadas, levante una pierna hacia el pecho. Sujétese la parte posterior del muslo con ambas manos. Relájese contando hasta 10.

2 Extienda lentamente la pierna hasta que note tirantez en la parte posterior del muslo. Ponga más abajo una de las dos manos para que toda la pierna esté apoyada. Si nota que la tirantez desaparece, estire un poco más la pierna hacia el pecho. Aguante contando hasta 10 o más. Relájese, vuelva a la posición inicial y repítalo con la otra pierna.

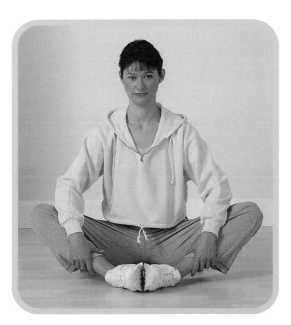

1 **Parte interior del muslo** Siéntese en una esterilla doblada juntando las plantas de los pies. Mantenga la espalda recta y no hunda el pecho. Ponga los brazos sobre las piernas como se muestra en la fotografía, y deje que las rodillas se le abran de forma natural. Compruebe su inclinación pélvica y tense los abdominales.

2 Presione suavemente hacia abajo las piernas, primero con las manos y luego con los antebrazos, hasta que note tirantez en la parte interna de los muslos. Si nota que la tirantez desaparece, aumente el estiramiento presionando un poco más. Aguante contando hasta 10 o más.

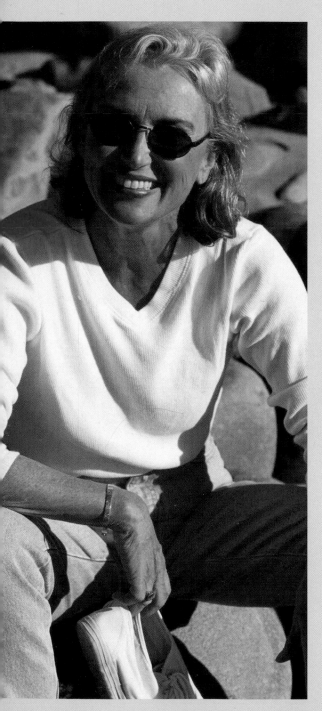

Este capítulo contiene actividades físicas para mejorar la fortaleza ósea que pueden incorporarse a la vida cotidiana, tanto en casa como fuera. Son actividades que cargan los huesos, es decir, que se realizan estando de pie, mientras el esqueleto soporta el peso del propio cuerpo. Si bien estos ejercicios son beneficiosos para las caderas y la columna, no fortalecen los huesos de las muñecas. No es lo mismo cargar con el peso del cuerpo que entrenarse con pesas, las cuales aumentan la fortaleza de los músculos y de los huesos.

Los ejercicios de este capítulo están dispuestos en orden de menor a mayor intensidad. Si usted lleva tiempo sin hacer ejercicio con regularidad, empiece incorporando actividades de baja intensidad a su estilo de vida, como las de las páginas 81-87. Si es usted una mujer joven y sana y ya lleva una vida activa, los ejercicios de mayor impacto de las páginas 88-91 mejorarán aún más su fortaleza ósea.

Caminar

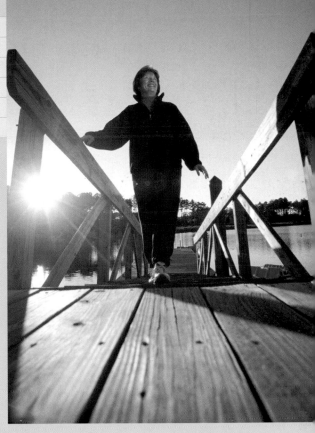

Establecer el ritmo *Con la ayuda del cuentaquilómetros de su automóvil o de un mapa preciso, planifique un paseo de 400 m cerca de su casa o de su lugar de trabajo. Si puede recorrer la distancia en cinco minutos, camina usted a un ritmo moderado. Intente mejorar el tiempo y mantenga este ritmo siempre que camine.*

S i no tiene por costumbre hacer ningún tipo de ejercicio, una buena manera de empezar es dar un breve paseo diario fuera de casa. La mayoría de la gente lo hace cada día sin considerarlo un ejercicio, pero si usted es de esas personas que van en automóvil a todas partes, vale la pena contar cuánto ha andado durante los últimos días.

Las mujeres que caminan más de 1,5 km a la semana (es decir, una media de tres minutos al día) tienen una DMO significativamente superior a la de las que andan menos. Caminar durante períodos más largos no tiene un efecto mayor sobre la DMO, si bien aporta muchos otros beneficios para la salud. Otros estudios han demostrado que las mujeres que suelen andar a paso ligero tienen una DMO mejor que las que suelen hacerlo a un ritmo más lento. Por tanto, es mejor dar paseos cortos y regulares que paseos largos, y concentrarse en caminar más aprisa.

Las excursiones por el campo son un ejercicio fantástico, que seguramente beneficie la DMO y el equilibrio. Las pendientes y las superficies irregulares suponen unos estímulos variados para los huesos. Sin embargo, hasta hoy no se han realizado estudios formales sobre sus beneficios.

Para empezar

★ Salga cada día a dar un paseo a paso ligero de al menos cinco minutos.

★ Una vez haya entrado en calor, acelere el paso de vez en cuando durante unos segundos y luego vuelva a la velocidad que haya elegido. Debe respirar más intensamente de lo normal, pero sin quedarse sin aliento.

★ Caminar durante más de 10 minutos a diario no mejora en un mayor grado la salud ósea, pero combinar la acción de andar y hacer *footing* sí lo hace, por lo que, si puede, practique el ejercicio de caminar y hacer *footing* de las páginas 84-85.

★ Caminar durante media hora una vez a la semana no es lo mismo que hacerlo cinco minutos cada día. Para mejorar los huesos, el secreto es hacer poco ejercicio y a menudo.

Subir escaleras

Si vive en una casa con escaleras, cada día realiza un buen ejercicio para los músculos de las piernas y para el esqueleto sin ni siquiera darse cuenta. Subir escaleras es una forma sencilla de aumentar el nivel de actividad diaria y aparentemente va asociado a una buena DMO y a un riesgo menor de sufrir fracturas. Siempre que pueda, suba por las escaleras en vez de usar las mecánicas en los edificios públicos y en los centros comerciales, y en vez de tomar el ascensor en su lugar de trabajo o en su bloque de pisos. Si vive o trabaja en un piso elevado, baje del ascensor un piso antes y haga a pie el resto del trayecto.

Debe intentar subir diez tramos de diez escalones cada día. Si vive en una casa con peldaños, conseguirá este objetivo sin ni siquiera darse cuenta. En cambio, si vive en un piso o en una casa de planta baja intente subir por unas escaleras siempre que pueda.

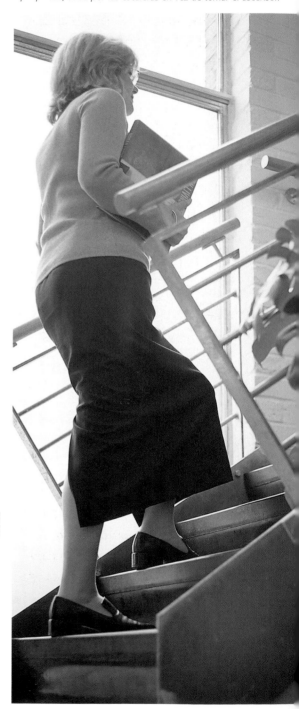

Suba unos cuantos escalones cada día Es muy beneficioso para los huesos y para la potencia muscular de las piernas. Siempre que pueda, suba por las escaleras en vez de tomar el ascensor.

Precaución

★ Si padece osteoartritis en las articulaciones o problemas en las rodillas o en las caderas, subir escalones no es el ejercicio más adecuado para usted. Le convienen más otras actividades físicas como la natación.

Acuaeróbic

Los ejercicios con un monitor que se realizan en el agua, como el acuaeróbic, utilizan la resistencia del agua para desarrollar la resistencia, la fuerza muscular, la flexibilidad y el equilibrio. Cualquier ejercicio que lo mejore es importante para reducir el riesgo de sufrir caídas, algo muy útil para aquellas personas que ya hayan sufrido una y tengan miedo todavía de volverse a caer. En la piscina podemos trabajar intensamente sin riesgo, ya que el agua nos protege.

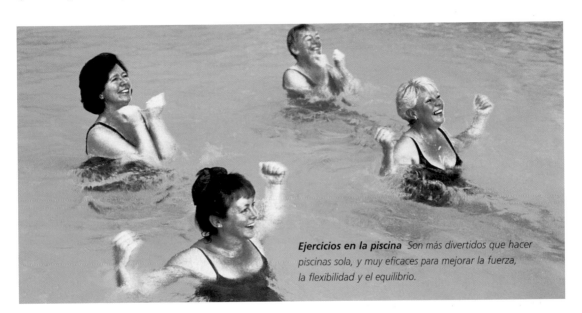

Ejercicios en la piscina *Son más divertidos que hacer piscinas sola, y muy eficaces para mejorar la fuerza, la flexibilidad y el equilibrio.*

Tai Chi

También conocida como «Tai Chi Chuan», esta práctica milenaria es una forma excelente de desarrollar un buen equilibrio y unas piernas fuertes. Además, provoca una sensación de calma, sosiego y estabilidad. Pueden practicarla personas de todas las edades y mejora la confianza de quienes hayan sufrido una caída.

El Tai Chi se originó en China casi 2.000 años a. C. Abarca toda una filosofía de la vida que tiene sus raíces en las artes marciales. Es asimismo una forma meditativa de ejercicio de carga de los huesos que se ha adaptado a las necesidades y al ritmo de la vida moderna de Occidente. El equilibrio, la fuerza y la energía son los principios fundamentales del Tai Chi.

Se requiere mucho tiempo para aprenderlo de forma adecuada y es necesario asistir a clases. Una vez se aprende, sin embargo, puede practicarse independientemente.

Caminar y hacer *footing*

Objetivo

Este programa en el que alternativamente se camina y se hace footing mejora la DMO de la columna y de las caderas. Asimismo, es muy beneficioso para la salud cardiovascular.

Este ejercicio consiste en intercalar un paso ligero con *footing* (que no debe confundir con correr, otro tipo de ejercicio mucho más intenso). El *footing* es una actividad mucho más suave que correr, y abarca una gran variedad de intensidades. Es una forma muy eficaz de llegar a cualquier sitio rápidamente sin acalorarse ni fatigarse excesivamente. El ejercicio puede iniciarse como un trote e intensificarse al adquirir práctica.

Se ha demostrado que este programa aumenta la DMO de la columna y de las caderas. Debe realizarse tres veces por semana para ser eficaz, a menos que ya se practique algún otro ejercicio. No debe hacerse dos días seguidos. Cada sesión debe durar unos 20 minutos. No importa dónde se haga; puede realizarse en un parque, al ir al buzón o al ir al trabajo. Póngase un calzado adecuado y ropa cómoda y observe las indicaciones del capítulo «Antes de empezar» de las páginas 18 y 88.

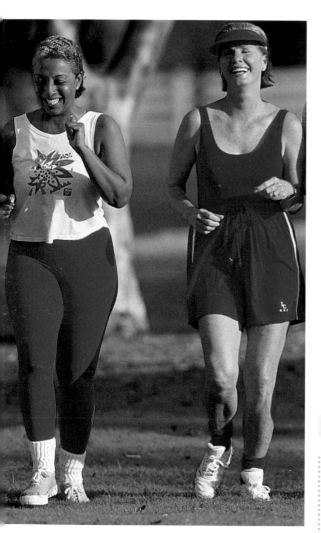

Caminar y hacer footing *Esta actividad puede iniciarse con suavidad e ir ganando intensidad progresivamente para convertirla en un ejercicio útil para cargar los huesos. Pueden practicarla las personas poco acostumbradas a hacer ejercicio.*

Precaución

★ No haga *footing* si el suelo está helado o si hace mucho frío o calor.

★ Si tiene asma, problemas cardiovasculares o riesgo de caerse, empiece con un programa regular de paseos durante 12 semanas. No se canse nunca hasta quedarse sin aliento.

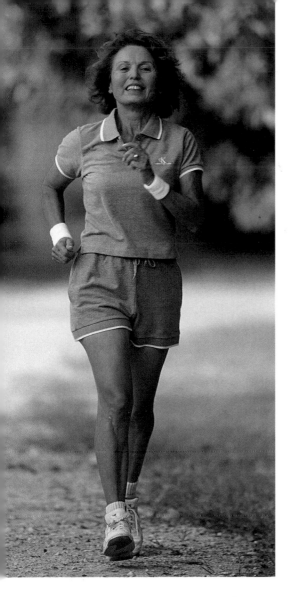

Progresión

Si no está acostumbrada a hacer ejercicio, empiece con la fase 1 del recuadro. Si suele caminar a paso ligero, empiece con la fase 2. Si sale a correr o a hacer *footing* regularmente, puede practicar ejercicios con pesas (como se muestra en la pág. 86).

Precaución

★ Si tiene artritis, dolor de piernas o de espalda, o bien se le ha diagnosticado una osteoporosis, no haga *footing*. Limítese a dar un breve paseo a paso ligero cada día.

★ Si nota cualquier dolor, baje el ritmo o deténgase.

Fase 1	Fase 2	Fase 3	Fase 4
Meses 1-2	Meses 3-4	Meses 5-6	Mes 7 en adelante
★ Sólo paso ligero durante unos 20 minutos. ★ Intente aumentar la velocidad cada día. ★ Haga el mismo recorrido y cronométrese. ★ Anote sus marcas.	★ Introduzca 6 pasos de *footing* después de cada 60 pasos. ★ Si se acalora o se queda sin aliento, vuelva a caminar durante unos minutos y empiece de nuevo.	★ Aumente la proporción de pasos de *footing* en relación con los normales hasta que sea de mitad y mitad. Por ejemplo, caminar medio minuto y hacer *footing* otro medio minuto.	★ Aumente la proporción de *footing* hasta pasar a caminar durante medio minuto y hacer *footing* durante un minuto entero. ★ Si se acalora o se queda sin aliento, camine un poco más y haga menos *footing*.

Entrenamiento con pesas

El entrenamiento con pesas se practica ampliamente en gimnasios, clubes deportivos y centros de salud. En estos establecimientos, se suele realizar con pesas de mano y también con aparatos especiales que incorporan pilas de pesas que se suben y bajan con los brazos o con las piernas mediante poleas. Lo practican mujeres de todas las edades; no es necesario ser fuerte.

Una de las ventajas de utilizar un aparato de pesas en un gimnasio es que existen varios aparatos distintos que permiten ejercitar todos los grupos de músculos principales del cuerpo. Estos aparatos son seguros porque permiten apoyar la espalda y ajustar la posición inicial y porque tienen las pesas en unas guías, por lo que no pueden causar ningún daño si se sueltan.

El entrenamiento con pesas suele confundirse con la halterofilia, que es un deporte de competición en el que se levantan pesos enormes y se desarrollan unos músculos abultados. No tiene nada que ver con el tipo concreto de entrenamiento recomendado en este libro. Los músculos pueden hacerse mucho más fuertes sin necesidad de abultarse.

Este tipo de entrenamiento puede realizarse con pequeños pesos y muchos levantamientos; así se mejora la resistencia, pero no la DMO. Para mejorar la DMO hace falta levantar más peso unas cuantas veces y de forma lenta. Es importante dejar pasar unos meses antes de llegar a los pesos mayores para no sufrir lesiones. Las lesiones, si se producen, suelen ser el resultado de hacer «demasiado y demasiado rápido», o de una mala técnica.

Si usted nunca ha practicado ejercicios con pesas, pida consejo a un monitor cualificado que le indique la técnica correcta y cómo utilizar los aparatos. La mayoría de los gimnasios ofrecen sesiones de introducción gratuitas, por lo que puede visitar varios y decidir cuál le gusta más. Para observar una mejora, entrene tres veces a la semana.

Precaución

★ Cada mujer es diferente, por lo que es importante que use un peso adecuado para usted. Siga la norma 1RM (véase apartado «Progresión» de la página siguiente). Si duda sobre qué peso usar, pida consejo a un monitor cualificado.

Un programa de gimnasio

Explique al monitor del gimnasio que desea mejorar su DMO. Pídale un programa que incluya las siguientes elevaciones:

Parte inferior del cuerpo:

★ Extensión de cadera.
★ Flexión de cadera.
★ Aducción de cadera.
★ Abducción de cadera.
★ Extensión de pierna.
★ Presión de pierna.

Parte superior del cuerpo:

★ Estiramiento lateral hacia abajo.
★ Presión en banco.
★ Flexión de bíceps.
★ Extensión de espalda.

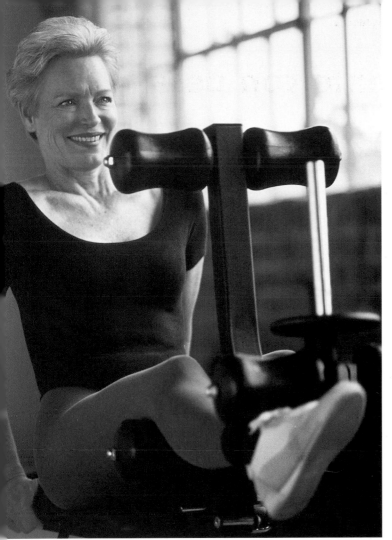

__Vaya al gimnasio__ Una vez domine los ejercicios de este libro, puede completar su programa trabajando con aparatos de pesas en un gimnasio. Esta mujer está realizando una extensión de pierna.

Progresión

Cuando haya practicado los levantamientos correctos con un aparato de pesas al menos tres veces por semana durante un mes, determine cuál es su «1RM» (es decir, «una repetición como máximo»). Levante una serie de pesas, una a una, descansando tras cada levantamiento. Aumente el peso hasta que no pueda levantarlo de forma aceptable, es decir, con un movimiento suave y uniforme, sin temblores. El peso máximo que pueda levantar una vez es su 1RM. Para conseguir aumentar la DMO, elija pesos de al menos el 70 por ciento de su 1RM y haga hasta 8 repeticiones. Si puede hacer más, necesita un peso mayor. Cuando mejore y pueda realizar fácilmente ocho repeticiones, incremente el peso. Debe notar que la última repetición le exige el máximo de sus fuerzas.

Buena técnica

★ Es esencial empezar con pesos ligeros que pueda levantar fácilmente hasta dominar la técnica.

★ Adopte una postura cómoda. La espalda debe estar apoyada y la postura debe ser correcta en todo momento.

★ Suba y baje el peso lentamente. Cuente hasta 3 al subir y repita esa misma cuenta al bajar. Descanse unos instantes antes del siguiente levantamiento.

★ Respire de manera uniforme y cuente en voz alta. No debe quedarse sin aliento en ningún momento.

★ Intente hacer ocho levantamientos, descansando un segundo después de cada uno.

★ Intente repetir la serie de ocho levantamientos dos veces más, descansando un minuto entre cada serie.

★ No olvide calentar antes y hacer estiramientos después.

Saltar

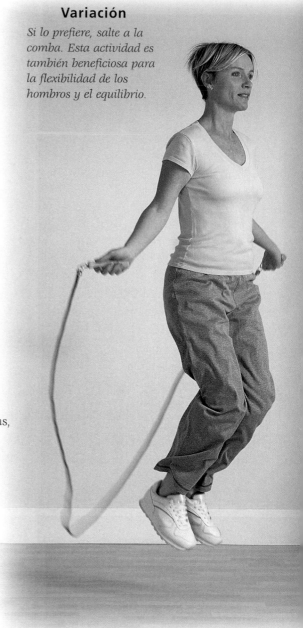

Variación

Si lo prefiere, salte a la comba. Esta actividad es también beneficiosa para la flexibilidad de los hombros y el equilibrio.

Los ejercicios de las siguientes cuatro páginas mejoran la DMO a causa de los impactos que se producen cuando los pies golpean contra el suelo, pero conllevan un riesgo mucho más alto de lesiones que los ejercicios del programa principal. Siempre que no se practiquen en exceso, están recomendados para mujeres sanas que no han llegado a la menopausia.

Saltar es una forma de ejercicio vigoroso, pero sólo debe hacerse durante unos minutos y no son necesarios muchos saltos para que los huesos se beneficien. Mejora la DMO de las caderas (pero no de la columna) en las mujeres premenopáusicas, pero desgraciadamente no tiene prácticamente ningún efecto en las mujeres posmenopáusicas, aun cuando sigan una THS. Saltar también aumenta la potencia de los muslos y de las pantorrillas y mejora el equilibrio.

Precaución

★ Saltar no está recomendado para aquellas mujeres (aunque sean premenopáusicas) con poco equilibrio, antecedentes de caídas u osteoartritis en la espalda, en las piernas o en las caderas, o bien antecedentes de dolor articular.

Antes de empezar

★ Necesitará un calzado que apoye bien el pie, con una suela flexible y acolchada (por ejemplo, unas zapatillas deportivas) para evitar lesiones articulares. Se acalorará, de modo que póngase ropa cómoda de algodón y beba agua antes y después.

★ Caliente con los ejercicios de las páginas 22-35. Es muy importante que se sienta que ha entrado en calor, suelta y relajada antes de empezar este ejercicio.

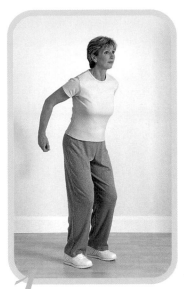

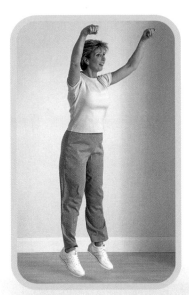

2 Mueva los brazos hacia delante y salte con ambos pies. Intente saltar sólo a unos 8 cm de altura. El salto debe hacerse en un movimiento rápido y fluido.

1 Busque un lugar bien ventilado con un suelo firme. Separe los pies a una distancia igual a la anchura de las caderas. Ajuste la inclinación pélvica y suelte ligeramente los tobillos, las rodillas y las caderas. Flexione las rodillas y mueva los brazos hacia atrás para empezar.

3 Flexione las rodillas al aterrizar. Repítalo según el programa del recuadro

Mire al frente

No hunda el pecho

Deje que los talones aterricen con un golpe sonoro

Aterrice primero con los dedos, luego con la bola y finalmente con el talón del pie

Progresión

★ **Día 1** Empiece con unos cuantos saltos experimentales

★ **Día 2** 5 saltos

★ **Día 3** 10 saltos

★ **Día 4** 20 saltos

★ **Día 5** 30 saltos

★ **Día 6** 50 saltos

★ **Día 7** Descanse

NOTA: Al realizar 20 o más saltos, descanse entre cada serie de 10 golpeando suavemente el suelo con los pies, como si anduviese.

Clases

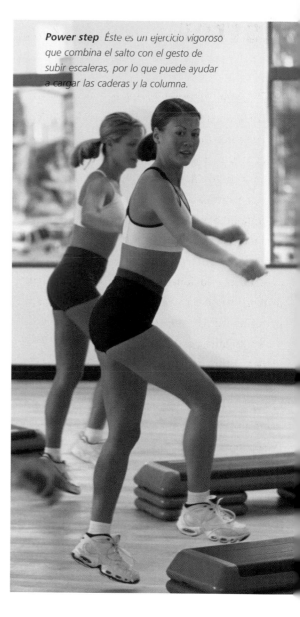

Power step Éste es un ejercicio vigoroso que combina el salto con el gesto de subir escaleras, por lo que puede ayudar a cargar las caderas y la columna.

Busque algún lugar en su localidad donde se impartan clases con música. Las hay de muchos tipos y contienen varios ejercicios. Esta variedad es útil para los huesos, ya que carga el esqueleto de muchas formas distintas. Las clases de aeróbic y el entrenamiento en circuito incluyen ejercicios que cargan los huesos, de los cuales los mejores son los que incorporan a la vez trabajo de alta y baja intensidad.

Es importante asistir a clase regularmente, tres veces a la semana, a menos que tenga usted previsto incluir otras actividades para cargar los huesos en su rutina semanal.

Bailar

Puesto que saltar y trotar son actividades que cargan eficazmente los huesos, cualquier tipo de baile que incorpore un impacto contra el suelo puede tener fácilmente el mismo efecto. Algunos bailes folclóricos, como los celtas, pueden ser eficaces.

Las formas de baile menos intensas como el baile en línea o los bailes de salón son útiles para mantener o mejorar el equilibrio, pero difícilmente estimulan los huesos.

Precaución

★ Los ejercicios de gran impacto conllevan un riesgo relativamente elevado de lesiones. Sólo están recomendados para mujeres premenopáusicas.

Deportes activos

Cualquier deporte que implique un impacto puede beneficiar los huesos. Los deportes de raqueta como el tenis o el *squash* pueden ser eficaces, al igual que cualquier deporte que implique correr y saltar, como el baloncesto.

La natación y el ciclismo, si bien pueden ser muy beneficiosos para la salud, en otros sentidos no son eficaces para mejorar la DMO.

Correr

Existen pruebas fiables obtenidas en estudios realizados en los Estados Unidos que demuestran que correr estimula la DMO en la columna y en las caderas en mujeres jóvenes de 20 años.

La recomendación habitual es correr durante 20 o 30 minutos tres veces a la semana. Este ejercicio es eficaz para reducir el riesgo de enfermedades coronarias y otras afecciones relacionadas. Sin embargo, existen pruebas de que un tiempo de carrera inferior puede ser igualmente eficaz.

En 20 minutos de carrera o *footing*, cada pie golpea contra el suelo al menos 2.000 veces. Sin embargo, se sabe que menos impactos son eficaces para los huesos, por lo que puede que usted prefiera hacer *footing* intermitentemente (véase pág. 84).

Las aceras o la hierba son mejores que el asfalto para las articulaciones. Por su seguridad, es mejor no correr entre el tráfico.

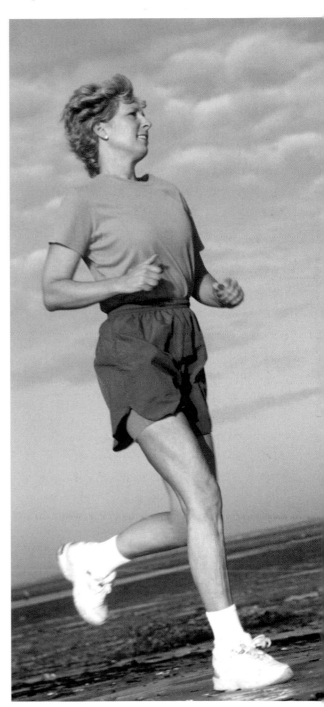

Salga a correr *Cargará su esqueleto, y basta con una carrera corta para conseguir resultados.*

Precaución

★ Correr o hacer *footing* durante largos períodos sobre una superficie dura aumenta el riesgo de osteoartritis, por lo que las personas propensas a esta enfermedad deben evitarlo.

★ Necesitará un calzado que apoye bien el pie, con una suela flexible y acolchada (por ejemplo, unas zapatillas deportivas) para evitar lesiones articulares. Se acalorará, de modo que póngase ropa cómoda de algodón y beba agua antes y después.

Cuestionario de salud

Hágase las siguientes preguntas	Si su respuesta es AFIRMATIVA
★ ¿Ha estado hospitalizada durante los últimos seis meses? ★ ¿Ha pasado por alguna enfermedad o intervención quirúrgica importante durante los últimos seis meses? ★ ¿Tiene en la actualidad algún problema de salud para el que esté siguiendo un tratamiento activo con fármacos, radioterapia o cirugía? ★ ¿Se ha desmayado o caído más de dos veces este último año?	Consulte a su médico si puede empezar este nuevo programa de ejercicios. Llévele el libro para enseñarle lo que usted desea hacer.
★ ¿Tiene asma o una enfermedad cardíaca? ★ ¿Nota un dolor en el pecho, en el cuello o en el brazo al realizar ejercicio que no cesa cuando descansa durante unos minutos?	Tome la medicación que le hayan recetado y evite quedarse sin aliento. No salte ni haga *footing* si no está acostumbrada.
★ ¿Padece hipertensión o se trata para controlarla?	Limite todos los levantamientos y esfuerzos musculares a cinco segundos.
★ ¿Lleva una cadera artificial?	Lea las indicaciones de los recuadros de «Precaución».
★ ¿Padece tendinitis, bursitis o artritis reumatoide?	No haga los ejercicios en los que intervengan las partes de su cuerpo afectadas.
★ ¿Sufre anomalías o dolor al andar, como cojera, dolor articular o juanetes? ★ ¿Padece un dolor crónico en las rodillas?	Absténgase de hacer *footing* o saltar y haga las variaciones en posición sentada de los ejercicios para hacer en casa.
★ ¿Padece un dolor crónico en las caderas o en la espalda? ★ ¿Se le ha diagnosticado una osteoporosis? (véase página siguiente) ★ ¿Se ha caído una o dos veces durante el último año? ★ ¿Tiene una falta de equilibrio o de coordinación?	Absténgase de hacer *footing* o saltar. Haga las variaciones en posición sentada de los ejercicios para hacer en casa. Limite los pesos a 4,5 kg. Absténgase de realizar el ejercicio «presión de hombros» y dé prioridad a «elevación de espalda», a «movilización de hombro», al «estiramiento de pecho» y a los ejercicios de equilibrio.

Problemas de salud y ejercicio

Si puede usted responder con sinceridad negativamente a todas las preguntas anteriores, en principio puede realizar todos los ejercicios para hacer en casa sin peligro. Sin embargo, si tiene alguna duda, consulte a su médico. Si ha respondido afirmativamente a cualquiera de las preguntas, siga los consejos de la columna de la derecha y lea los recuadros de «Precaución».

Osteoporosis

El diagnóstico de la osteoporosis se suele establecer al obtenerse en una absorciometría radiológica dual ósea (DXA) una «puntuación T» de 2,5 o por debajo de los valores normales, cuando se produce una fractura ósea por un impacto mínimo (trauma leve) o cuando existen varios factores de riesgo (véase pág. 8). Los diagnósticos basados en los ultrasonidos deben confirmarse con una DXA. Un diagnóstico de «osteopenia» significa que la persona tiene una DMO inferior a la normal, pero no es osteoporótica.

Este libro está pensado para reducir el riesgo de desarrollar osteoporosis, pero si usted ya tiene este problema, los ejercicios deben modificarse. Por ejemplo, un ejercicio de impacto elevado puede que le sea más dañino que beneficioso, ya que puede provocarle una fractura. Céntrese en la sección de hábitos correctos y en los ejercicios de equilibrio para protegerse frente a caídas, y en aquéllos para hacer en casa dirigidos a la espalda para fortalecer los músculos de soporte que rodean la columna y la mantienen recta.

Osteoartritis

Esta enfermedad se confunde con la osteoporosis por la semejanza entre ambos términos. Es una enfermedad de las articulaciones, no de los huesos, que padecen muchas mujeres al llegar a la vejez.

Los síntomas son un dolor por la noche y una rigidez por la mañana, que suele afectar a las manos, a las rodillas y a las caderas. Evítense los impactos. Los ejercicios más beneficiosos son los que no cargan las articulaciones, como la natación. Las opciones más suaves de los ejercicios para hacer en casa mantienen la fuerza muscular alrededor de la articulación y ayudan a controlar el dolor, y los estiramientos son útiles para mejorar la actividad de las articulaciones.

Problemas cardiovasculares

Las enfermedades cardíacas son habituales en la vejez, pero los ejercicios para hacer en casa no están pensados para provocar falta de aliento, aceleración del pulso o aumento de la presión sanguínea. Las opciones suaves lentas, descansando tal como se indica en la página 37, y las precauciones indicadas en cada ejercicio, no le harán experimentar ningún malestar cardio-respiratorio.

Caídas

También son habituales en la vejez y son la principal causa de fracturas. Si tiene usted antecedentes de caídas, absténgase de hacer los ejercicios que supongan un riesgo. Los hábitos correctos, los ejercicios para hacer en casa y los de equilibrio mejorarán sin riesgo alguno su control postural.

Control de la actividad física

Estas preguntas pretenden ayudarle a determinar su nivel actual de actividad, así como lo que es capaz de hacer ahora mismo. Responda con sinceridad a las preguntas, que le ayudarán a identificar las zonas que necesite mejorar y a hacerse un programa a su medida que le sea útil. Para probar sus capacidades sin riesgo alguno, consulte las páginas que se indican.

¿Qué ha hecho hasta ahora?

	Puntuación
★ Ayer, ¿fue andando a algún lugar...	
a paso ligero?	3
a un paso normal?	1
a un paso lento?	0
★ Ayer, ¿anduvo durante más de 5 minutos?	3
★ Ayer, ¿subió 5 tramos de escaleras?	4
★ Durante la última semana...	
¿ha ido al gimnasio?	5
¿ha asistido a una clase de ejercicio?	5
¿ha practicado algún otro deporte?	5
¿ha realizado algún otro ejercicio?	5

En esta sección sólo puntúan las actividades que cargan los huesos (véanse «Actividades para la vida cotidiana» de la página 80)

Anote su puntuación y haga un seguimiento de sus mejoras

FECHA   **PUNTUACIÓN TOTAL =**

¿Qué puede hacer?

	Puntuación
★ ¿Puede sostenerse sobre una pierna durante 30 segundos? (véase pág. 38)	5
★ ¿Puede tocarse la parte posterior del cuello? (véase pág. 34)	5
★ ¿Puede dar 20 pasos andando de puntillas? (véase pág. 42)	5
★ ¿Puede andar a 6 km/h durante 5 minutos? (véase pág. 81)	5
★ ¿Puede hacer *footing* a 8 km/h durante 5 minutos? (véase pág. 84)	10
★ ¿Puede levantar la cabeza 10 cm en una elevación de espalda? (véase pág. 44)	5
★ ¿Puede realizar 16 elevaciones laterales de pierna? (véase pág. 50)	5
★ ¿Puede levantar 1,5 kg en una flexión de muñeca? (véase pág. 62)	5

Anote su puntuación y haga un seguimiento de sus mejoras

FECHA   **PUNTUACIÓN TOTAL =**

¿QUÉ PUNTUACIÓN HA OBTENIDO?

★ Si ha obtenido una puntuación igual o superior a 25 en la columna «¿Qué ha hecho hasta ahora?» y una igual o superior a 40 en la columna «¿Qué puede hacer?», puede realizar sin peligro todos los ejercicios en casa.

★ Si ha obtenido una puntuación inferior, elija las opciones más suaves de los ejercicios y progrese lentamente.

★ Si ha obtenido una puntuación inferior a 7 en «¿Qué ha hecho hasta ahora?» e inferior a 15 en «¿Qué puede hacer?», empiece por los ejercicios de equilibrio, los paseos, el ejercicio de subir escaleras y el acuaeróbic.

Cree un programa a su medida

En el libro aparecen más ejercicios de los que puedan hacerse en una sesión, por lo que debe usted elegir los que le resulten más útiles y variarlos de vez en cuando.

Cada ejercicio consistente en 3 series de 8 elevaciones dura unos 5 minutos, y los ejercicios dobles (lado izquierdo y derecho) duran unos 6 minutos, de modo que puede realizar 6 ejercicios simples o 4 ejercicios dobles en una sesión de 40 minutos, sin contar la preparación, el calentamiento, los estiramientos y la relajación. Más adelante puede incorporar más ejercicios combinándolos (véase apartado «Personas acostumbradas a hacer ejercicio»). Aquí tiene algunas ideas que le ayudarán a planificar su programa. No olvide los seis ejercicios diarios (véanse págs. 18-21).

Planifique su sesión

Incluya siempre estos elementos:
- ★ Preparar el espacio y calentar.
- ★ Ejercicios de equilibrio.
- ★ Ejercicios para hacer en casa.
- ★ Estiramientos y relajación.

Principiantes o mujeres de edad avanzada

Empiece con estos 8 ejercicios para hacer en casa, que no requieren ningún material. Incorpore unos cuantos cada semana.

- ★ **Lunes**   Elevación de espalda.
  Elevación lateral de pierna.
  Presión de brazos.
  Elevación de pierna recta.

- ★ **Miércoles**   Acuaeróbic o Tai Chi.

- ★ **Viernes**   Elevar la pierna.
  Elevación abdominal.
  A gatas.
  Elevación de muslo.

O BIEN...

En tres días no consecutivos de la semana, realice las distintas fases del programa «caminar y hacer *footing*» (véase pág. 84) y realice los ejercicios «presión, torsión y estiramiento de muñeca» (véase pág. 74). Vaya al parque con un bastón y una amiga y realice todo el programa.

Personas acostumbradas a hacer ejercicio

Puede ahorrar tiempo combinando ejercicios que trabajan diferentes grupos musculares, en vez de descansar entre cada serie. Por ejemplo, combine el ejercicio «elevación con brazos extendidos» y el de «presión de pecho»:

- ★ **Elevación de espalda con brazo extendido**
  Haga 8 elevaciones, vuélvase y tome las pesas.
- ★ **Presión de pecho**
  Haga 8 elevaciones, deje las pesas, vuélvase y haga otra vez las elevaciones de espalda.

En los ejercicios dobles, haga 16 elevaciones (lado izquierdo + derecho) del primer ejercicio y pase a otro.

Otras buenas combinaciones son:
- ★ Presión de espalda + flexión de brazo
- ★ Elevación de espalda + a gatas
- ★ Elevación abdominal + elevar la pierna
- ★ Elevación de pierna recta + flexión de pierna de pie
- ★ Elevación de muslo + presión de piernas

Índice de términos

Direcciones útiles

Todas las organizaciones que se mencionan a continuación son miembros de la International Osteoporosis Foundation (IOF)
5 Rue Perdtemps
1260 Nyon (Suiza)
Tel.: 41 22 994 01 00
Fax: 41 22 994 01 01
E-mail: info@osteofound.org
Página web: www.osteofound.org

ESPAÑA
Fundación Hispana de Osteoporosis y Enfermedades Metabólicas (FHOEMO)
Gil de Santivañes, 6, 2º dcha.
28001 Madrid (España)
Apartado Postal 28001
Tel./Fax: 34 91 578 35 10
E-mail: fhoemo@fhoemo.com
Página web: www.fhoemo.com

Sociedad Española de Investigación Ósea y Metabolismo Mineral (SEIOMM)
Passeig Maritim, 25-29
08003 Barcelona (España)
Tel.: 34 93 221 10 10 ext. 1252
Fax: 34 93 221 62 92
E-mail: 85382@imas.imim.es

AMÉRICA LATINA
Sociedad Iberoamericana de Osteología y Metabolismo Mineral
Av. Mariana de Jesús y Occidental
Centro Médico Meditrópoli
Quito (Ecuador)
Tel.: 593-2 226 7823/ 245 6363
Fax: 593-2 226 9716
Casilla: P.O. Box. 17-08-8297
E-mail: sibomm@hmetro.med.ec
Página web: www.sibomm.com

ARGENTINA
Sociedad Argentina de Osteoporosis (SAO)
Av. Santa fe 2036, 8 E
1123 Buenos Aires (Argentina)
Tel./Fax: 54-11 4 823-0497
E-mail: sao@osteoporosis.org.ar

COLOMBIA
Asociación Colombiana de Osteología y Metabolismo Mineral (ACOMM)
Carrera 16A No.77-11
Of. 303
Bogotá D.C. (Colombia)
Tel.: 57 1 256 0350/57 1 530 3435
E-mail: informac@congre-medint.org.co

MÉXICO
Comité Mexicano para el Estudio de la Osteoporosis. A. C.
Insurgentes sur # 299-Mezzanine, col. Hipódromo
CP 06100 México, D.F. (México)
Tel.: 5 574 19 00 / 5 574 18 10
Fax: 5 574 22 02
E-mail: j.tamayo@ri.redint.com

PUERTO RICO
Sociedad Puertorriqueña de Endocrinología y Diabetología (SPED)
Apartado 41174
Estación Minillas
San Juan 00940 (Puerto Rico)
Tel.: 787 781 7280
Fax: 787 793 4445
E-mail: Glache@hotmail.com